Sandra Mattos

**Biochemisches und proteomisches Profil von SGA-Neugeborenen**

Sandra Mattos

# Biochemisches und proteomisches Profil von SGA-Neugeborenen

## Erforschung von Biomarkern für Bluthochdruck im Erwachsenenalter

ScienciaScripts

**Imprint**

Any brand names and product names mentioned in this book are subject to trademark, brand or patent protection and are trademarks or registered trademarks of their respective holders. The use of brand names, product names, common names, trade names, product descriptions etc. even without a particular marking in this work is in no way to be construed to mean that such names may be regarded as unrestricted in respect of trademark and brand protection legislation and could thus be used by anyone.

Cover image: www.ingimage.com

This book is a translation from the original published under ISBN 978-620-2-04838-5.

Publisher:
Sciencia Scripts
is a trademark of
Dodo Books Indian Ocean Ltd. and OmniScriptum S.R.L publishing group

120 High Road, East Finchley, London, N2 9ED, United Kingdom
Str. Armeneasca 28/1, office 1, Chisinau MD-2012, Republic of Moldova, Europe
Printed at: see last page
**ISBN: 978-620-7-23882-8**

Copyright © Sandra Mattos
Copyright © 2024 Dodo Books Indian Ocean Ltd. and OmniScriptum S.R.L publishing group

# ZUSAMMENFASSUNG

DANKSAGUNGEN ............................................................................................................. 2
EINFÜHRUNG ................................................................................................................. 5
ZIELE ............................................................................................................................ 8
Literaturübersicht ............................................................................................................ 9
ABSCHLIESSENDE ÜBERLEGUNGEN ................................................................................ 26
REFERENZEN ................................................................................................................ 28
KAPITEL 1 - WELCHE WACHSTUMSKRITERIEN SAGEN DIE FÖTALE PROGRAMMIERUNG BESSER VORAUS? ........................................................................................................ 45
KAPITEL 2 - SERUMPROTEOME VON GEBURTEN IM KLEINEN GESTATIONSALTER: EIN WEG ZUR FÖTALEN PROGRAMMIERUNG. ..................................................................... 54

*Meinen Eltern, Wandem und Stela, dafür, dass sie mir von klein auf beigebracht haben, dass mit Liebe "wo ein Wunsch ist, ist auch ein Weg"...*

*An Carlos Eduardo, meinen Sohn, für das schönste Beispiel der Wahrheit in diesen Worten.*

*Die wunderbare Energie dieses Universums, die uns regiert, beschützt und erleuchtet.*

# DANKSAGUNGEN

Meinem Doktorvater, Prof. José Luis de Lima Filho, einem großartigen Freund, Inspirationsquelle und beruflichem Vorbild für seine Kompetenz, seinen guten Humor und seine erleichternde Persönlichkeit in allen Arbeitsprozessen.

Meiner Co-Betreuerin, Prof.ª . Maria Elizabeth Chaves, für die Koordination, Disziplin und Professionalität, mit der sie ihre Studenten anleitet und sie dazu bringt, ihre Grenzen zu überwinden.

Allen Forschern des Keizo Asami Immunopathologie-Labors an der Bundesuniversität von Pernambuco, insbesondere Carmelita (Histologie), Rafael (Elektronenmikroskopie) und Mariana (Morphometrie), für ihr Wohlwollen, ihre Geduld und ihre Zusammenarbeit bei der Durchführung der Arbeit. Und den Professoren Danyella Bruneska (BioMol), Nicodemus und Màrio (Histologie) für ihre Beratung und Anleitung.

Professor Màrcia Ishigai von der Unifesp für ihre Diskussionen und Lehren im Laufe der Jahre.

Den Medizinstudenten Kleiton und Thalyta für ihr Engagement, ihr Interesse und ihre Beteiligung an der Arbeit.

Dem Lehrkörper von Renorbio in der Person von Prof.ª . Madalena Guerra für ihre Arbeit bei der Koordinierung des Schwerpunkts Pernambuco.

Den Studenten von Renorbio 2006/1, insbesondere unserem Kollegen Henrique Castelleti, für seine hervorragende Koordination des Schwerpunkts Pernambuco.

Allen ärztlichen Kollegen und Mitarbeitern der Abteilung für mütterlich-fötale Kardiologie für ihre Geduld, Hilfe und Ermutigung bei der Durchführung der Arbeit. Insbesondere meiner Lebensgefährtin und Freundin Rossana Severi für die Teilnahme an den Sammlungen und die Koordinierung des Dienstes, wenn ich abwesend war. Lúcia Moser, meiner Kollegin in der Kardiologie, für die Beherrschung der klinischen Koordination der Abteilung. Und an Sulamita und Eraldo für die Stunden, die sie gemeinsam mit dem Sammeln und Transportieren von Materialien zwischen Entbindungsstationen und Labors verbracht haben.

Dr. Deuzeny Tenório, meiner Lehrerin, Freundin und einem großen Vorbild an Wissen und beruflicher Integrität, für ihre Hilfe bei der Datenerhebung.

Dr. Suzana Costa, meiner Doktorandenkollegin, für die ausgezeichneten Diskussionen, die mir das Lernen erleichtert und mir geholfen haben, meine Arbeit zu lenken.

Unseren Kollegen aus der Geburtshilfe und der Kinderheilkunde, Dr. Abilio vom Real Hospital Português, Dr. Fàtima vom Agamenon Magalhâes Hospital und Dr. Olimpio von der CISAM, für die Erleichterung unserer Arbeit auf den Entbindungsstationen.

An gute Freunde, die uns ermutigen, weiterzumachen und uns in schwierigen Zeiten zuhören.

An die Patienten, die uns motivieren, mehr und mehr zu lernen.

Und schließlich meiner Familie, meinem sicheren Hafen, meiner Quelle des Glücks, meiner wichtigsten Stütze, meiner Ermutigung und meinem wichtigsten Grund, weiterzumachen. Vor allem an Carlos Eduardo, der im Alter von 6 bis 10 Jahren oft "Doktor" spielte, um seiner Mutter beim Studium zu helfen. Danke Dudu, ich hoffe, ich kann dir eines Tages bei deiner Arbeit helfen!

*"Denn auch der Geist hängt so sehr vom Temperament und der Veranlagung der Organe des Körpers ab, dass, wenn es möglich ist, einen Weg zu finden, die Menschen noch klüger und geschickter zu machen, als sie es bisher waren, ich glaube, dass wir ihn in der Medizin suchen sollten."*

*"Ich bin sicher, dass es niemanden gibt, auch nicht unter denen, die sie praktizieren, der nicht zugeben würde, dass alles, was darüber bekannt ist, fast nichts ist im Vergleich zu dem, was noch zu wissen ist, und dass wir uns von einer großen Anzahl von Krankheiten, sowohl des Geistes als auch des Körpers, und vielleicht sogar von der Schwäche, die aus dem Alter resultiert, retten könnten, wenn wir genügend Wissen über ihre Ursachen und über alle Heilmittel, mit denen die Natur uns ausgestattet hat, hätten."*

*(Renè Descartes: Abhandlung über die Methode, 1637.*

*Erstmals 1896 ins Portugiesische übersetzt von dem brasilianischen Philosophen Miguel Lemos (1854 - 1917)).*

# EINFÜHRUNG

Im Jahr 2010 schätzte die Weltgesundheitsorganisation die Zahl der Menschen mit Bluthochdruck auf 1,2 Milliarden, was 17 % der Weltbevölkerung entspricht (http://www.emro.who.int/ncd/hypertension.htm).

Die systemische arterielle Hypertonie ist ein ernstes Problem für die öffentliche Gesundheit, nicht nur wegen ihrer hohen Prävalenz in allen Gesellschaften, sondern auch wegen ihres Zusammenhangs mit den wichtigsten chronischen, nicht übertragbaren Krankheiten bei Erwachsenen, insbesondere der koronaren Herzkrankheit, dem Schlaganfall, der Herzinsuffizienz, der Nierenerkrankung im Endstadium und den peripheren Gefäßerkrankungen, Krankheiten, die für mehr als 60 Prozent aller Todesfälle auf der Welt verantwortlich sind (http://www.who.int/chp/about/integrated cd/en/), (STAESSEN, WANG et al, 2003; ZANDI-NEJAD, LUYCKX et al, 2006; LAWES, VANDER et al, 2008).

Trotz intensiver Forschung auf diesem Gebiet ist die Ätiologie des Bluthochdrucks und anderer chronischer, nicht übertragbarer Krankheiten nach wie vor unbekannt. Genetische Faktoren und die Lebensgewohnheiten der Erwachsenen werden häufig als die zugrundeliegenden Ursachen angesehen; die häufige Koexistenz von Bluthochdruck, Typ-2-Diabetes, Dyslipidämien, Insulinresistenz und chronischen Nierenerkrankungen lässt jedoch auf dasselbe kausale Phänomen schließen, das ihrer Entstehung zugrunde liegt (WILLIAMS, CLARK et al, 1991; HALES, BARKER et al, 1991).

Das intrauterine Umfeld könnte dieses kausale Phänomen sein, wie erstmals von David Barker und Mitarbeitern vermutet wurde, als sie in einer großen Kohorte englischer Männer und Frauen, die zu Beginn des 20. Jahrhunderts geboren wurden, eine starke Korrelation zwischen dem Geburtsgewicht und der Morbidität und Mortalität durch Bluthochdruck und Herz-Kreislauf-Erkrankungen im Erwachsenenalter feststellten (BARKER und OSMOND, 1988; BARKER, WINTER et al, 1989).

Barkers Beobachtungen begründeten die Hypothese einer fötalen *Programmierung* für chronische, nicht übertragbare Krankheiten im Erwachsenenalter, die auch als Barker-Hypothese oder die Ursprünge der Entwicklung von Krankheit und Gesundheit bekannt ist (; BARKER, 1990; BARKER, 1992b; BARKER, 2007a).

Die Hypothese von Barker geht davon aus, dass ein ungünstiger Umweltreiz, wie z. B. die Einschränkung von Nährstoffen oder Sauerstoff während einer kritischen Phase der fötalen Entwicklung, strukturelle und funktionelle Auswirkungen auf den sich entwickelnden Organismus hat, indem das Wachstum wichtiger Organe, wie z. B. des Gehirns, auf Kosten anderer Organe, wie der Beta-Inseln der Bauchspeicheldrüse, optimiert wird. In Erwartung einer extrauterinen Umgebung mit geringer Kalorienzufuhr nimmt der Fötus adaptive Veränderungen vor, die zu Stoffwechselveränderungen führen, die ihm eine bessere Überlebenschance garantieren sollen.

Diese Anpassungen können günstig bleiben, wenn die postnatalen Bedingungen denen des intrauterinen Lebens ähnlich sind, oder sie können sich nachteilig auswirken, wenn die postnatale Ernährung reichlich ist (BARKER, 1993b; BARKER, 1995; BARKER, 1997).

Seit den ersten Beobachtungen haben zahlreiche epidemiologische Studien, die sich auf Populationen aus verschiedenen Regionen der Erde konzentrierten, nicht nur Barkers Ergebnisse bestätigt, sondern sie auch auf die Anfälligkeit für eine Reihe anderer pathophysiologischer Erkrankungen wie Glukoseintoleranz, Typ-2-Diabetes, Fettleibigkeit und Schlaganfall ausgeweitet (WOELK, 1995; ERIKSSON, FORSEN et al, 2000; LACKLAND, EGAN et al, 2003; YAJNIK, FALL et al, 2003; MCMILLEN und ROBINSON, 2005).

Trotz der zahlreichen Erkenntnisse über die intrauterine *Programmierung* von Krankheiten im Erwachsenenalter sind die Mechanismen, die diese *Programmierung* bestimmen, noch immer nicht vollständig geklärt.

Die Dokumentation eines starken epidemiologischen Zusammenhangs zwischen chronischen, nicht übertragbaren Krankheiten bei Erwachsenen und niedrigem Geburtsgewicht hat jedoch letzteres als den wichtigsten "Marker" für die fötale *Programmierung* etabliert (BARKER, 1993a).

Dieses Paradigma ist jedoch in Frage gestellt worden (HALES und BARKER, 2001).

Eine wichtige Frage, die noch geklärt werden muss, ist, ob das Geburtsgewicht nicht immer durch ungünstige intrauterine Bedingungen beeinflusst wird oder ob die zur Klassifizierung des Geburtsgewichts verwendeten Bevölkerungsmethoden nicht immer das wahre Wachstumspotenzial der Babys widerspiegeln.

Die Debatte über die Klassifizierung des Geburtsgewichts wird in der Epidemiologie und Perinatologie seit vielen Jahren geführt, wenn auch in gewisser Weise parallel zur Diskussion über die fetale *Programmierung* (WILCOX, 2001; GARDOSI, 2006; GARDOSI, 2009).

Klassische Geburtsgewichtskurven definieren die Angemessenheit des Gewichts für Geschlecht und Gestationsalter anhand von Normogrammen, die auf einer allgemeinen Bevölkerung basieren (LUBCHENCO, HANSMAN et al, 1963; MARCONDES, 1987; GUARAN, WEIN et al, 1994; OLSEN, GROVEMAN et al, 2010).

Forscher, die sich für die Verwendung individueller Kriterien für die Klassifizierung des Geburtsgewichts aussprechen, argumentieren, dass das intrauterine Wachstum ein komplexes Phänomen ist, das aus dem Zusammenspiel zahlreicher Faktoren resultiert, wie z. B. der Größe und dem Gewicht der Mutter, ihrer Parität, ihrem Ernährungszustand und ihrer ethnischen Zugehörigkeit, den sozioökonomischen Bedingungen und Gewohnheiten wie dem Rauchen sowie dem Geschlecht des Kindes und vielen anderen. Mit Ausnahme des Geschlechts werden alle anderen Faktoren bei Klassifizierungen auf der Grundlage von Bevölkerungskurven ignoriert. Auf diese Weise können konstitutionell kleine oder große Babys fälschlicherweise für Kinder gehalten werden, deren intrauterines Wachstum eingeschränkt war bzw. die ihr Wachstumspotenzial überschritten haben. Umgekehrt können Säuglinge mit einem Geburtsgewicht innerhalb des normalen Bereichs der Bevölkerungskurven ihr Wachstumspotenzial bei der Geburt unter- oder überschritten haben (VERKAUSKIENE, FIGUERAS *et al*, 2008; FIGUERAS und GARDOSI, 2009; GARDOSI und FRANCIS, 2009).

Mehrere Studien haben gezeigt, dass maßgeschneiderte Kriterien bei der Identifizierung von Föten mit gestörtem intrauterinem Wachstum genauer sind als Populationskurven. Diese Kriterien sind jedoch in den meisten neonatologischen Zentren in unserem Land noch nicht eingeführt oder gar validiert worden. Wir haben auch keine Studien gefunden, in denen die Verwendung dieser Kriterien zur Identifizierung von Föten mit ungünstiger *Programmierung* untersucht wurde (IRAOLA, GONZALEZ *et al*, 2008).

In Anbetracht der Morbidität und Mortalität der arteriellen Hypertonie und des Gewichts der Beweise, die für einen intrauterinen Ursprung ihrer Entstehung sprechen, kann die Suche nach Erkenntnissen, die zu einer besseren Identifizierung von Risikopatienten führen, die Förderung signifikanter Veränderungen bewirken, die nicht nur die Gesundheitsbedingungen dieser Personen und künftiger Generationen verbessern, sondern auch die Kosten des Gesundheitssystems für einen großen Teil der Bevölkerung senken.

# ZIELE

**Allgemeines Ziel**

Identifizierung von Markern der fetalen "*Programmierung*" bei Neugeborenen mit geringem Gestationsalter als Strategie zur Vorbeugung von systemischem arteriellem Bluthochdruck in der erwachsenen Bevölkerung.

**Spezifische Ziele**

•   **Kapitel 1** - Bewertung der biochemischen Marker, die an der fetalen "*Programmierung*" der systemischen arteriellen Hypertonie bei Neugeborenen im kleinen Gestationsalter beteiligt sind, die nach klassischen und individuellen Kriterien klassifiziert werden.

•   **Kapitel 2** - Untersuchung des Proteoms des Nabelschnur-Serums von Neugeborenen im kleinen Schwangerschaftsalter.

# LITERATURÜBERBLICK

In diesem Kapitel geben wir einen Überblick über die wichtigsten Arbeiten zur intrauterinen Entstehung von Krankheit und Gesundheit (Teil 1), zur Klassifizierung des Geburtsgewichts (Teil 2) und zur fetalen *Programmierung* der systemischen arteriellen Hypertonie (Teil 3), wobei der Schwerpunkt auf dem Herz-Kreislauf-System liegt.

## Teil 1: Die Ursprünge der Entwicklung von Krankheit und Gesundheit

Bereits 1934 wurde ein Zusammenhang zwischen frühen Ereignissen, vor allem Unterernährung in der Kindheit oder in der Gebärmutter, und Herz-Kreislauf-Erkrankungen im Erwachsenenalter erkannt (nachzulesen bei (MCMILLEN und ROBINSON, 2005) und bei (GLUCKMAN, HANSON *et al*, 2007a)). Es war die Aufgabe der Gruppe von Dr. Barker und Hales. Barker und Hales oblag es, ab den späten 1980er Jahren einen Zusammenhang zwischen niedrigem Geburtsgewicht und Bluthochdruck, koronarer Herzkrankheit, Glukoseintoleranz, Insulinresistenz, Typ-2-Diabetes, Hyperlipidämie, Hypercholesterinämie, Fettleibigkeit, obstruktiven Lungenerkrankungen und Fortpflanzungsstörungen im Erwachsenenalter zu belegen (; BARKER, OSMOND *et al*, 1989a; BARKER, OSMOND *et al*, 1989b; BARKER, BULL *et al*, 1990; HALES, BARKER *et al*, 1991; BARKER, 1992a).

Diese Gruppe hat die Hypothese der intrauterinen *Programmierung* für die Entwicklung chronischer, nicht übertragbarer Krankheiten im Erwachsenenalter aufgestellt, die besagt, dass während kritischer Phasen in der prä- und postnatalen Entwicklung von Säugetieren die Ernährung und andere Umweltreize die Entwicklungswege beeinflussen und folglich "dauerhafte" Veränderungen des Stoffwechsels und der Anfälligkeit für chronische Krankheiten bewirken.

Die ersten Schlussfolgerungen der Gruppe von Dr. Barker und Dr. Hales stammen aus einer retrospektiven Studie über eine Kohorte von Männern und Frauen, die zu Beginn des 20. Jahrhunderts geboren wurden. In dieser Studie war ein niedriges Geburtsgewicht (<2.500 g) der Hauptfaktor, der mit einem erhöhten Risiko für Bluthochdruck, koronare Herzkrankheiten und Glukoseintoleranz im Erwachsenenalter in Verbindung gebracht wurde (; BARKER, 1991). In der Folge bestätigten epidemiologische Studien in verschiedenen Bevölkerungsgruppen dieses Phänomen der "intrauterinen *Programmierung*" (RAVELLI, VAN DER MEULEN *et al*, 1998; CHALI, ENQUSELASSIE *et al*, 1998; BATESON, 2001). Föten im anderen Ernährungsextrem scheinen auch ein hohes Risiko für chronische Krankheiten im Erwachsenenalter zu haben (LAUNER, HOFMAN *et al*, 1993; MCCANCE, PETTITT *et al*, 1994; DAS und SYSYN, 2004).

In den 90er Jahren, parallel zu den Arbeiten von Barker und vielen anderen Forschern über die Mechanismen der fötalen *Programmierung*, wurde das Genomprojekt in Angriff genommen, das 2001 die Existenz von etwa 30.000 Genen im menschlichen Genom nachwies, wobei weniger als 3.000 Gene für mehr als eine Million Proteine kodieren (LANDER, LINTON *et al*, 2001; VENTER, ADAMS *et al*, 2001).

Von da an wurde klar, dass Gene allein nicht für die enormen phänotypischen Unterschiede verantwortlich sind, die bei unserer Spezies zu beobachten sind, und das Interesse der wissenschaftlichen Gemeinschaft wurde für die Epigenetik oder die Untersuchung der Vererbung, die nicht von der DNA abhängt, geweckt (JABLONKA und LAMB, 2002; VAN, V, VAN et al, 2002; VARMUZA, 2003; KELLY und TRASLER, 2004; CREWS und MCLACHLAN, 2006).

Auf der Grundlage dieser Erkenntnisse macht es keinen Sinn mehr, eine Krankheit als rein "genetisch oder umweltbedingt" zu betrachten. Richard Lewontin zufolge "sind die Beziehungen zwischen Genen, Organismen und der Umwelt wechselseitig, wobei alle drei Elemente sowohl Ursache als auch Wirkung sind. Gene und Umwelt sind beide Ursachen für Organismen, die wiederum Ursachen für die Umwelt sind, so dass Gene zu Ursachen für die Umwelt werden, die durch Organismen vermittelt werden" (LEWONTIN, 2000).

Die Epigenetik nimmt derzeit eine zentrale Stellung in der klinischen und experimentellen Forschung ein, bei der Suche nach Erkenntnissen über mögliche Mechanismen, die die fötale *Programmierung* für Krankheiten im Erwachsenenalter erklären (SAUGSTAD, 2006; LING und GROOP, 2009; JOVANOVIC, RONNEBERG et al, 2010; VILLENEUVE und NATARAJAN, 2010). Diese *Programmierung* ist das Ergebnis eines Gleichgewichts zwischen der genetischen Belastung des Individuums und der Umwelt, in der es sich entwickelt (GLUCKMAN und HANSON, 2004) und kann die Entwicklung des Individuums auf genetischer, zellulärer, organischer oder systemischer Ebene beeinflussen (GLUCKMAN, HANSON et al, 2007b; TURUNEN, AAVIK et al, 2009).

Zu den beteiligten epigenetischen Mechanismen gehören die DNA-Methylierung und die Veränderung von Histonen, die zu unterschiedlichen Expressionsniveaus führen können, was wiederum Veränderungen in der Proteinsynthese zur Folge hat. Jüngste Studien haben gezeigt, dass sich das Proteom von Neugeborenen mit eingeschränktem intrauterinem Wachstum von denen unterscheidet, die entsprechend ihrem Gestationsalter geboren wurden (WANG, CHEN et al, 2008; KARAMESSINIS, MALAMITSI-PUCHNER et al, 2008; SHEN, XU et al, 2010; WANG, WU et al, 2010). In klinischen und experimentellen Studien wurden auch Veränderungen der DNA-Methylierung in Situationen nachgewiesen, die mit einem eingeschränkten intrauterinen Wachstum einhergehen, wie Präklampsie und Plazentainsuffizienz (YUEN, PENAHERRERA et al, 2010; THOMPSON, FAZZARI et al, 2010).

Auf zellulärer Ebene kann die *Programmierung* zu Veränderungen in der Dichte der Rezeptoren oder im metabolischen Abbau der Botenstoffe führen. Immunhistochemische Studien haben Veränderungen in der Dichte der Plazentarezeptoren beim Menschen sowie in anderen Organen wie den Nieren und dem Gehirn bei Föten mit eingeschränktem intrauterinem Wachstum dokumentiert (CHALLIER, BASU et al, 2008; ALWASEL und ASHTON, 2009).

Die Auswirkungen der *Programmierung* auf der Ebene der Organe sind strukturelle Veränderungen und/oder Veränderungen des Organvolumens. Die geringere Anzahl von

Nephronen bei eingeschränktem intrauterinem Wachstum ist eines der am besten untersuchten Beispiele für diesen Effekt (WLODEK, WESTCOTT et al, 2008a; THOMAS und KASKEL, 2009; DOTSCH, 2009), aber ähnliche Veränderungen wurden bereits bei mehreren anderen Organen festgestellt (SCHWITZGEBEL, SOMM et al, 2009; VARVARIGOU, 2010; THORNBURG, O'TIERNEY et al, 2010). Allein die Tatsache, dass das Kind im Hinblick auf das Gestationsalter "klein" ist, kann als Hauptmarker für die Programmierung angesehen werden.

Schließlich kommt es auf systemischer Ebene zu einer Neuprogrammierung der Hormonachsen mit einer veränderten Reaktion auf Stress (BRIANA und MALAMITSI-PUCHNER, 2010; REYNOLDS, 2010; MORRISON, DUFFIELD et al, 2010).

Abbildung 1 (nach Nuyt) fasst die Ebenen der Programmierung und die wichtigsten bekannten und vorgeschlagenen Wege zusammen, über die das intrauterine Umfeld zu endothelialer Dysfunktion und Bluthochdruck im Erwachsenenalter führen kann.

Der wichtigste Umweltfaktor, der die Programmierung auslöst, scheint die mütterliche Ernährung und die Fähigkeit der Plazenta zu sein, Nährstoffe und Sauerstoff an den Fötus zu übertragen (GUILLOTEAU, ZABIELSKI et al, 2009; XITA und TSATSOULIS, 2010; SIBLEY, BROWNBILL et al, 2010; CHMURZYNSKA, 2010a). In zahlreichen klinischen Studien wurden Aspekte einer Ernährungsstörung, insbesondere Proteinmangel, aber auch ein Mangel an Vitaminen und anderen Mikronährstoffen, mit einem veränderten intrauterinen Wachstum und der Entwicklung chronischer Krankheiten im Laufe des Lebens in Verbindung gebracht (MERLET-BENICHOU, VILAR et al, 1997; YAJNIK, 2006; GEORGIEFF, 2007; SCHULZ, ENGEL et al, 2007; HOFFMAN, SCOCCIA et al, 2008; LEFFELAAR, VRIJKOTTE et al, 2010; BROUGH, REES et al, 2010).

Tierexperimentelle Modelle wurden bereits verwendet, um diese Befunde zu bestätigen, sei es aufgrund einer globalen Kalorienrestriktion, einer Proteinrestriktion oder einer Plazentainsuffizienz infolge einer Ligatur der Nabelschnurarterie (OYAMA, PADBURY et al, 1992; MCARDLE, ANDERSEN et al, 2006; KARADAG, SAKURAI et al, 2009).

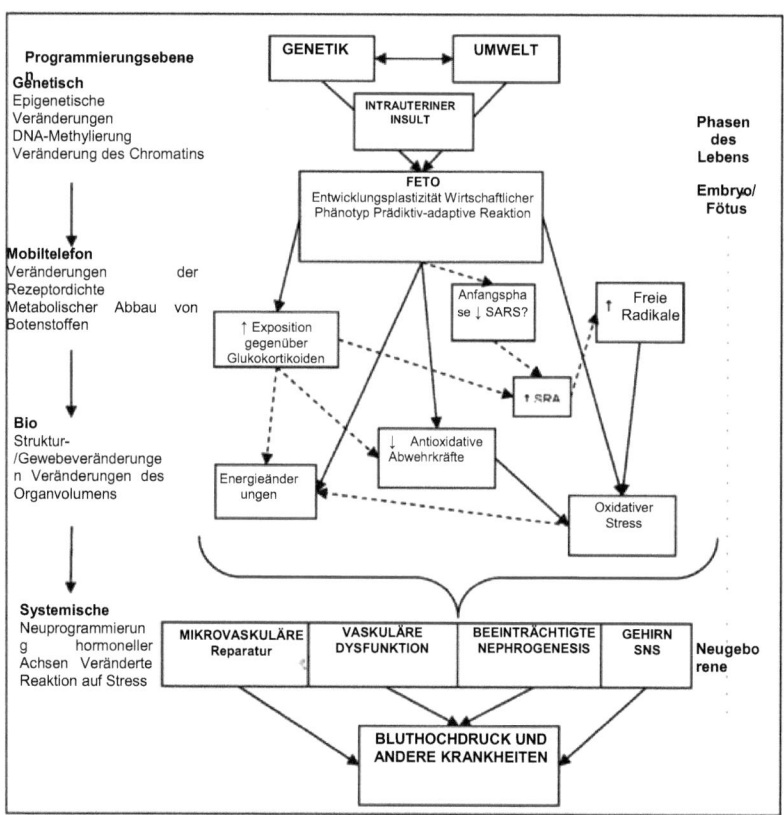

Abbildung 1 - Zusammenfassung der fötalen "*Programmierung*" für Krankheiten im Erwachsenenalter (Gen - Zelle - Organ - System) mit den bekannten (geschlossene Pfeile) und potenziellen (gestrichelte Pfeile) Wegen, über die das perinatale Umfeld zu vaskulärer Dysfunktion, Bluthochdruck und anderen chronischen nicht übertragbaren Krankheiten im Erwachsenenalter führen kann. Angepasst von (; NUYT, 2008)

Oxidativer Stress ist ebenfalls ein wichtiger Faktor bei der fetalen *Programmierung* und ist häufig in den Schwangerschaften von Babys mit verändertem Wachstum vorhanden, sei es aufgrund von Bluthochdruck, Präeklampsie, Rauchen, Fettleibigkeit, Infektionen oder Entzündungen (LUO, FRASER et al, 2006). Weitere negative Faktoren, die bei der Entstehung der *Programmierung* eine Rolle spielen, sind Stress, Alkoholkonsum, Rauchen, hormonelle Störungen, Drogenkonsum, Hyperurikämie und Plazenta-Fehlfunktionen (EDWARDS, BENEDIKTSSON et al, 1993);

MERLET-BENICHOU, 1999; RONDO, FERREIRA et al, 2003; ROBERTS, BODNAR et al, 2005; HOLMES, ABRAHAMSEN et al, 2006; TRICHE und HOSSAIN, 2007; ORNOY und ERGAZ, 2010; THORNBURG, O'TIERNEY et al, 2010).

Trotz der zahlreichen Belege, die für einen intrauterinen Ursprung der Entwicklung chronischer,

nicht übertragbarer Krankheiten im Erwachsenenalter sprechen, sind die Mechanismen, durch die der Fötus auf die Entwicklung dieser Krankheiten "*programmiert*" wird, nach wie vor unklar (LUCAS, 1998; SINGHAL und LUCAS, 2004; GLUCKMAN und HANSON, 2004).
Im Folgenden werden die wichtigsten Hypothesen zur Erklärung der "*Programmierung*" des Fötus erörtert.

### Ökonomisches Genotypmodell

Lange vor der Hypothese von Barker oder der Verwirklichung des Genomprojekts schlug Neel die Hypothese des "ökonomischen Genotyps" vor, um den pathophysiologischen Zusammenhang zwischen ungünstigen Ereignissen im frühen Leben und chronischen Krankheiten im Erwachsenenalter zu erklären (NEEL, 1962). Nach dieser Hypothese würden "sparsame" oder "sparsame" Gene, die der Organismus in Zeiten begrenzter Nahrungszufuhr auswählt, die Fähigkeit zur Fettspeicherung erhöhen. Diese sparsamen Gene würden dem Individuum in einer kalorienarmen Umgebung einen Vorteil verschaffen, indem sie die Glukoseverwertung verringern und das Wachstum des Organismus einschränken. Würden Individuen mit diesem Genotyp mit einer Umgebung konfrontiert, in der es keine Nahrungsbeschränkung und einen geringen Energieverbrauch im extrauterinen Leben gibt, hätten sie ein erhöhtes Risiko, Typ-2-Diabetes und das metabolische Syndrom zu entwickeln (LEV-RAN, 2001).
Diesem Modell zufolge hätten "ökonomische Gene" es unseren Vorfahren ermöglicht, Zeiten der Nahrungsbeschränkung ("Jagen und Vorratshaltung") zu überleben, hätten uns aber einem Krankheitsrisiko ausgesetzt, zumal in modernen Gesellschaften eine Ernährung mit höherer Kalorienzufuhr üblich ist und die Lebenserwartung steigt (BATTERSHILL, HATTERSLEY *et al*, 1999).
Genetische Modelle allein können jedoch nicht erklären, wie sich eine Kalorienrestriktion in der Schwangerschaft oder in den ersten Lebensjahren auf die Gesundheit eines Menschen auswirkt, wie in der niederländischen Hungerkohorte und in verschiedenen Tiermodellen nachgewiesen wurde (JOFFE und ZIMMET, 1998; ROSEBOOM, VAN DER MEULEN *et al*, 2001).
Um die kurz- und mittelfristig bei Mensch und Tier beobachteten Auswirkungen der *Programmierung zu* erklären, wurden andere Modelle vorgeschlagen.

### Ökonomisches Phänotypmodell und die *Mismatch-Hypothese*

Hales und Barker schlugen die Hypothese des wirtschaftlichen Phänotyps vor (BYRNE, WANG *et al*, 1992). Diese Hypothese besagt, dass ein und derselbe Genotyp zu unterschiedlichen Phänotypen führen kann, je nach den frühen Umwelteinflüssen auf die verschiedenen Entwicklungspfade. Umwelteinflüsse können als Prädiktoren verwendet werden, die bestimmen, welcher Entwicklungsweg aus einer Gruppe von Entwicklungspfaden eingeschlagen wird. Wenn also die fötale Ernährung schlecht ist, kommt es zu einer adaptiven Reaktion, die zu Veränderungen im Stoffwechsel führt. Bleibt die Umwelt in der extrauterinen Phase nährstoffarm, ist das Individuum gut angepasst und hat bessere Überlebenschancen. Besteht jedoch eine *Diskrepanz zwischen der* angetroffenen und der erwarteten Umwelt ("*Mismatch*"), entsteht ein

Problem (CIANFARANI, GERMANI et al, 1999; SINGHAL und LUCAS, 2004; JOBE, 2010). Dieses Konzept ist in Abbildung 2 zusammengefasst.

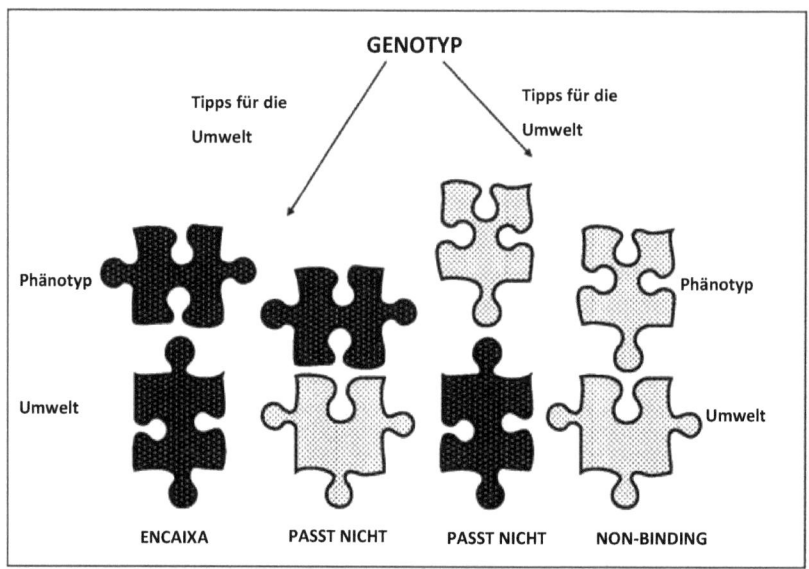

Abbildung 2 - Entwicklungsplastizität. Ein und derselbe Genotyp kann zu unterschiedlichen Phänotypen führen, je nach den frühen Umwelteinflüssen (prä-, peri- und postnatal) auf die verschiedenen Entwicklungspfade. Umwelteinflüsse können als Prädiktoren verwendet werden, die bestimmen, welcher Entwicklungsweg aus einer Gruppe von Entwicklungspfaden eingeschlagen wird. Wenn sich die Umwelt nicht ändert, bleibt der Phänotyp des Organismus während seines gesamten Lebens an die Umwelt angepasst, wie durch die Form und das Muster im obigen Puzzle dargestellt. Verändert sich jedoch die Umwelt gegenüber dem für ein bestimmtes Entwicklungsmuster ermittelten Muster, passt der Phänotyp nicht zu den Bedingungen des postnatalen Lebens, was die Entwicklung von Krankheiten im Laufe des Lebens des Individuums begünstigt (nach Bateson et al. 2007).

*Aufholende Wachstumshypothese*

Die Hypothese eines übermäßigen postnatalen Wachstums wurde erstmals von Singhal und Lucas aufgestellt, um den Zusammenhang zwischen schnellem postnatalem Wachstum bei Frühgeborenen und der Entwicklung des metabolischen Syndroms im Erwachsenenalter zu erklären (LUCAS, 1998).

Im Jahr 1999 definierten Cianfareli et al. den Begriff "*Aufholwachstum*", der auf der Hypothese beruht, dass der Organismus eines Neugeborenen mit eingeschränktem intrauterinem Wachstum niedrigen Insulin- und IGF1-Spiegeln ausgesetzt war und bei hohen Spiegeln dieser Hormone im extrauterinen Leben eine Insulinresistenz als Abwehrmechanismus gegen Hypoglykämie entwickeln würde. Diese Hypothese hat wichtige klinische Auswirkungen und steht im Widerspruch zur neonatalen Praxis der Überfütterung, die häufig bei Neugeborenen mit niedrigem Geburtsgewicht angewandt wird (CIANFARANI, GERMANI et al, 1999).

## Modelle der Entwicklungsplastizität und der prädiktiv-adaptiven Reaktion

Die Anpassungen, die der Fötus als Reaktion auf frühe Umweltreize vornimmt, und die sich daraus ergebenden Bahnen werden unter dem Begriff "Entwicklungsplastizität" zusammengefasst und sind für die große Vielfalt an Phänotypen verantwortlich, die sich aus demselben Genotyp ergeben können (BURDGE und LILLYCROP, 2010). Diese Veränderungen sind nicht von der DNA abhängig, sondern können an künftige Generationen weitergegeben werden.

In diesem Fall antizipiert das Individuum durch "Hinweise" aus der intrauterinen Umgebung, was nach der Geburt geschehen wird, und bereitet sich darauf vor. In der experimentellen Biologie gibt es mehrere Beispiele für dieses Phänomen. Beim mexikanischen Salamander (Ambystoma mexicanum oder Axolotl) bestimmen die frühen Umweltbedingungen, ob das ausgewachsene Tier rein aquatisch oder amphibisch sein wird (WEST-EBERHARD M.J., 2003). Nordamerikanische Präriewühlmäuse hingegen werden im Herbst mit längerem Fell geboren als im Frühjahr geborene Tiere, selbst wenn sie an Tagen mit gleicher Lichtdauer und Temperatur geboren wurden. In diesem Fall scheint die intrauterine Umgebung in der Lage zu sein, dem Fötus "mitzuteilen", dass die Länge und Temperatur der Tage in der ersten Gruppe abnimmt und in der zweiten zunimmt (LEE und ZUCKER, 1988).

Alle diese Hypothesen versuchen zu erklären, wie der Fötus im Mutterleib Anpassungen vornimmt, die auf der Wechselwirkung zwischen seinem Genotyp und Umwelteinflüssen beruhen und zu einem spezifischen Phänotyp führen, der besser an das Überleben und die Fortpflanzung in der erwarteten extrauterinen Umgebung angepasst ist.

Seit Beginn der epidemiologischen Beobachtungen ist ein niedriges Geburtsgewicht der zentrale phänotypische Aspekt der intrauterinen *Programmierung* von Krankheiten im Erwachsenenalter. Dieser Zusammenhang ist jedoch nicht immer gegeben (GLUCKMAN und HANSON, 2004).

Eine vorgeschlagene Erklärung ist, dass das Geburtsgewicht nur ein Ersatzmarker für die fötale *Programmierung* ist und dass letztere ohne Auswirkungen auf die Gewichtszunahme des Babys erfolgen kann.

Ein weiterer Grund ist, dass die bevölkerungsbasierten Kriterien, die im Allgemeinen zur Klassifizierung des Geburtsgewichts verwendet werden, nicht geeignet sind, das tatsächliche Wachstumspotenzial der Babys zu dokumentieren. So wäre die Verwendung maßgeschneiderter Kriterien ein effektiverer Ansatz zur Identifizierung von Personen, die einer ungünstigen intrauterinen *Programmierung* ausgesetzt sind.

Aus diesem Grund wird die Literatur zur Klassifizierung des Geburtsgewichts im Folgenden zusammengefasst.

**Teil 2 - Klassifizierung des Geburtsgewichts**

Nach Wilcox ist das Geburtsgewicht eine der am besten zugänglichen und am wenigsten verstandenen Variablen in der Epidemiologie (WILCOX, 2001). Diese Variable hat seit langem die Aufmerksamkeit der Forscher auf sich gezogen, da sie eine grundlegende Komponente des menschlichen Phänotyps darstellt. Aus einer evolutionären Perspektive stellt das Geburtsgewicht das Ausmaß der mütterlichen Investitionen während des fötalen Lebens dar, die durch dynamische hormonelle Interaktionen zwischen Mutter und Fötus ausgehandelt werden (HAIG, 1993). Aus biomedizinischer Sicht ist das Geburtsgewicht in hohem Maße prädiktiv für die Morbidität und Mortalität in der Kindheit (KRAMER, 1987; CARLO, GOUDAR *et al*, 2010) sowie für die Entwicklung chronischer, nicht übertragbarer Krankheiten im Laufe des Lebens (BARKER und OSMOND, 1988b; KANAKA-GANTENBEIN, 2010; VARVARIGOU, 2010).

Im Allgemeinen gilt ein Baby als klein für das Gestationsalter, wenn es unter der 10. Perzentile für Geschlecht und Gestationsalter liegt, und groß, wenn es die 90. Perzentile überschreitet (AMERICAN ACADEMY OF PEDIATRICS, 1967). Das eingeschränkte intrauterine Wachstum kann symmetrisch sein, wenn der gesamte Körper des Babys proportional betroffen ist, oder asymmetrisch, wenn das Wachstum des Kopfes im Verhältnis zum Rest des Körpers verschont bleibt. Der letztgenannte Phänotyp steht in engerem Zusammenhang mit intrauterinem Stress in der zweiten Hälfte der Schwangerschaft, während der erstgenannte viel früher auftritt (ROSENBERG, 2008).

Da Babys, die unter einem eingeschränkten intrauterinen Wachstum leiden, meist klein für ihr Gestationsalter geboren werden, ist es nicht ungewöhnlich, ein Baby, das klein für sein Gestationsalter ist, mit einer ungünstigen intrauterinen Umgebung in Verbindung zu bringen (LEE, CHERNAUSEK *et al*, 2003).

Es gibt jedoch eine klare theoretische Unterscheidung zwischen den Begriffen "klein für das Gestationsalter" und "groß für das Gestationsalter" und den Bedingungen "eingeschränktes intrauterines Wachstum" und "Makrosomie" (BERNSTEIN I, 1996). Die beiden erstgenannten Begriffe beziehen sich nur auf die Größe des Babys, d. h. sie beschreiben lediglich sein Gewicht im Verhältnis zur Länge der Schwangerschaft. Sie lassen keine direkten Rückschlüsse auf die Qualität des intrauterinen Wachstums zu. Die letzten beiden Ausdrücke bezeichnen dagegen Babys, die ihr Wachstumspotenzial nicht erreicht oder überschritten haben, und beschreiben folglich pathologische Situationen. In der Praxis bleibt die Unterscheidung zwischen diesen beiden Gruppen eine große Herausforderung für Geburtshelfer und Kinderärzte (ANANTH und VINTZILEOS, 2009).

Das Gestationsalter ist die wichtigste Determinante für das Geburtsgewicht, aber genaue Informationen über das Datum der letzten Menstruation sind oft nicht verfügbar. Aus diesem Grund gilt die Schätzung des Gestationsalters per Ultraschall als genauer und wird in der klinischen Praxis routinemäßig verwendet. Ultraschall ist auch die Methode der Wahl, um Föten im kleinen

Gestationsalter von solchen mit eingeschränktem intrauterinem Wachstum zu unterscheiden; die Genauigkeit dieser Informationen wird jedoch manchmal noch in Frage gestellt (MCCOWAN, HARDING et al, 2000; HERSHKOVITZ, KINGDOM et al, 2000; FIGUERAS, EIXARCH et al, 2008).

## Intrauterine Wachstumskurven

1963 veröffentlichte Lubchenco eine Studie, aus der hervorging, dass die Sterblichkeit von Neugeborenen in jedem Schwangerschaftsalter erhöht ist, wenn das Gewicht unter der 10. Diese Tatsache bestärkte das Konzept der intrauterinen Wachstumsrestriktion und veränderte die Herangehensweise der Geburtshelfer an die Schwangerschaft und die Versorgung des Neugeborenen. Von da an wurden seine fötalen Wachstumskurven weithin verwendet. In der Folge wurden viele weitere intrauterine Wachstumskurven mit noch größeren Populationen von Schwangeren veröffentlicht (; ALEXANDER, HIMES et al, 1996; BERNSTEIN, MOHS et al, 1996).

Die klassischen Wachstumskurven, die auf Populationskriterien beruhen, berücksichtigen nur das Schwangerschaftsalter und das Geschlecht des Babys und definieren ein normales Durchschnittsgewicht für Babys mit bis zu zwei Standardabweichungen vom Mittelwert bzw. zwischen der 10. und 90.

Das Geburtsgewicht ist jedoch das Ergebnis eines komplexen Zusammenspiels zahlreicher Faktoren, wie z. B. des Schwangerschaftsalters, des Geschlechts des Kindes, der Größe und des Gewichts der Mutter, ihrer Parität, des Ernährungszustands und der ethnischen Zugehörigkeit, der sozioökonomischen Bedingungen und der Gewohnheiten wie z. B. des Rauchens (WILCOX, GARDOSI et al, 1993; EGO, SUBTIL et al, 2006; MONGELLI, FIGUERAS et al, 2007; FIGUERAS, MELER et al, 2008a). Das Geschlecht des Kindes, die Parität, die Größe, das Gewicht und die ethnische Zugehörigkeit der Mutter sind zusammen für etwa 20 bis 35 % der Variabilität des Geburtsgewichts verantwortlich (GARDOSI, MONGELLI et al, 1995a). Die väterliche Anthropometrie und andere Faktoren wie sozioökonomische und kulturelle Bedingungen, Rauchen, hypertensive Erkrankungen der Mutter und angeborene Fehlbildungen stehen ebenfalls mit dem Geburtsgewicht in Zusammenhang (MORRISON, WILLIAMS et al, 1991; WINDHAM, HOPKINS et al, 2000; ARNTZEN, SAMUELSEN et al, 2004; ARNTZEN und NYBO ANDERSEN, 2004; RAATIKAINEN, HEISKANEN et al, 2005; NIKKILA, KALLEN et al, 2007). Die Einstufung von Säuglingen als klein, adäquat oder groß für das Gestationsalter anhand von Bevölkerungskurven lässt diese Faktoren außer Acht und schließt unweigerlich konstitutionell kleine oder große Säuglinge in die Kategorien PIG bzw. GIG ein; außerdem werden Säuglinge nicht erkannt, die ihr Wachstumspotenzial nicht erreicht oder überschritten haben, deren Endgewicht jedoch innerhalb der normalen Grenzen der Bevölkerungskurve lag.

Das Durchschnittsgewicht von Säuglingen verschiedener Ethnien ist unterschiedlich. Schwarze Babys wiegen bei der Geburt weniger als kaukasische Babys; chinesische Babys werden kleiner geboren als amerikanische Babys und asiatische Babys sind kleiner als europäische Babys (JAMES, 1993; FULLER, 2000). Insbesondere das Geburtsgewicht steht in engem

Zusammenhang mit der Körpergröße der Mutter, und dieser Zusammenhang ist bei verschiedenen ethnischen Gruppen gegeben (; WELLS und COLE, 2002).

Das Gewicht, das mit einer höheren perinatalen Sterblichkeit assoziiert wird, variiert auch zwischen verschiedenen Populationen, was darauf hindeutet, dass es ein "Idealgewicht" bei der Geburt gibt, das jedoch von Population zu Population unterschiedlich sein kann. Aus diesem Grund wird ständig nach fötalen Wachstumskurven und Standards für das Neugeborenengewicht gesucht, die für eine bestimmte Population zuverlässiger erstellt werden können (GRAAFMANS, RICHARDUS et al, 2002).

Es wurden maßgeschneiderte Wachstumskurven vorgeschlagen, um die Fähigkeit eines Fötus, sein individuelles Wachstumspotenzial zu erreichen, besser zu definieren. Unter den ursprünglich vorgeschlagenen Methoden bestimmt ein mathematisches Modell das geschätzte Gewicht des Fötus aus zwei Ultraschalluntersuchungen, die vor der 25. Woche durchgeführt wurden (DETER, ROSSAVIK et al, 1986). Woche (DETER, ROSSAVIK et al., 1986). Die Methode wurde kritisiert, weil sie davon ausgeht, dass das Wachstum des Fötus vor diesem Zeitraum normal ist, weil sie mehrere US-Scans erfordert und weil sie den aktuellen Wachstumskurven nicht viel hinzufügt.

Kürzlich wurden von Gardosi et al. maßgeschneiderte Kriterien vorgeschlagen, die mütterliche Variablen wie Größe, Gewicht zu Beginn der Schwangerschaft, Parität und ethnische Zugehörigkeit sowie das Geschlecht und das Gestationsalter des Fötus berücksichtigen. Die Autoren haben eine Computersoftware entwickelt, die mittels angepasster Koeffizienten für jede der oben genannten Variablen das so genannte "ideale Gewicht bei der Geburt" berechnet. Die Koeffizienten werden aus multivariaten Analysen großer, gut dokumentierter Datenbanken zum Geburtsgewicht generiert. Anschließend wird eine Wachstumskurve anhand der von Hadock et al. beschriebenen polynomial-logarithmischen Kurve berechnet, die aus einer Querschnittsanalyse der geschätzten Fetalgewichte über die Gestationsalter hinweg abgeleitet wurde (HADLOCK, HARRIST et al, 1991; GARDOSI, MONGELLI et al, 1995b).

In Studien an verschiedenen ethnischen Gruppen wurden die angepassten Gardosi-Kriterien bereits validiert, und sie haben sich bei der Identifizierung von Föten mit beeinträchtigtem intrauterinem Wachstum wiederholt als besser erwiesen als Populationskurven (MONGELLI, FIGUERAS et al, 2007; FIGUERAS, MELER et al, 2008b).

Da sich ein gestörtes intrauterines Wachstum auf die Prognose bei Neugeborenen und noch mehr auf die Entwicklung von Krankheiten im Erwachsenenalter auswirkt, ist die korrekte Identifizierung dieser Personen ein grundlegender Aspekt der Gesundheitsförderung und Krankheitsprävention.

Bevor jedoch maßgeschneiderte Kriterien in die medizinische Praxis in verschiedenen Gesellschaften aufgenommen werden können, müssen sie durch Bevölkerungsstudien validiert werden, was in Brasilien noch nicht geschehen ist.

In unserem Land mit kontinentalen Ausmaßen könnten sogar regionalisierte Studien erforderlich sein, um die Unterschiede zwischen geografisch abgelegenen Gebieten mit unterschiedlichen ethnischen Einflüssen besser zu beschreiben.

## Teil 3 - Fötale *Programmierung der* arteriellen Hypertonie

Ein Zusammenhang zwischen niedrigem Geburtsgewicht und Bluthochdruck im Erwachsenenalter ist bereits in zahlreichen klinischen und experimentellen Studien nachgewiesen worden (BARKER, 1996; LANGLEY-EVANS und JACKSON, 1996; LANGLEY-EVANS, SHERMAN *et al,* 1999; WOODS, 2000; EDWARDS, COULTER *et al,* 2001; JENSEN, 2004; RASCH, SKRIVER et *al,* 2004; BARKER, BAGBY *et al,* 2006; GRIGORE, OJEDA *et al,* 2008; OJEDA, GRIGORE *et al, 2008).*

Die Mechanismen und pathophysiologischen Wege, die diesem Phänomen zugrunde liegen, sind zwar noch wenig bekannt, aber wahrscheinlich vielfältig und komplex. Der Großteil der aktuellen Forschung über die intrauterine Entstehung von Bluthochdruck konzentriert sich auf die Nieren, das neuroendokrine System und den Gefäßbaum (NUYT, 2008).

### Die Nieren

Die wichtigsten renalen Mechanismen, die an der intrauterinen *Programmierung der* Hypertonie beteiligt sind, sind eine Verringerung der Anzahl der Nephrone und Veränderungen im Renin-Angiotensin-Aldosteron-System (DOTSCH, PLANK *et al,* 2009; BENZ und AMANN, 2010).

Die Nephrogenese ist ein komplexer Prozess, der die Bildung und Umgestaltung von Strukturen erfordert. Die Apoptose spielt bei diesem Prozess eine Schlüsselrolle (KOSEKI, HERZLINGER *et al*, 1992; WELHAM, WADE *et al,* 2002). Erwachsene mit essentieller Hypertonie haben eine reduzierte Anzahl von Nephronen (KELLER, ZIMMER *et al.,* 2003). Auf der Grundlage dieser Beobachtungen und der Tatsache, dass Bluthochdruck in Gemeinden mit niedrigerem sozioökonomischen Status häufiger vorkommt, haben Brenner *et al.* (BRENNER, GARCIA *et al.,* 1988; MACKENZIE und BRENNER, 1995), dass ein niedriges Geburtsgewicht mit einem angeborenen *Defizit* in der Anzahl der Nephrone einhergeht, was zu einer geringeren Ausscheidung von Natrium über die Nieren führt, was wiederum die Anfälligkeit für essentiellen Bluthochdruck erhöht, insbesondere bei einer übermäßigen Belastung mit diesem Ion.

Im Falle eines Nephronverlustes zeigen die verbleibenden Glomeruli eine kompensatorische Hypertrophie oder Glomerulomegalie und Hyperfiltration (MANALICH, REYES *et al,* 2000; HOY, DOUGLAS-DENTON *et al,* 2003). Diese Anpassung beruht jedoch auf einem intraglomerulären Bluthochdruck, der die Funktion der Glomeruli beeinträchtigt und den Teufelskreis des ständigen Nephronverlustes fortsetzt (HOSTETTER, OLSON *et al.,* 1981).

Histomorphometrische und epidemiologische Studien an Säuglingen bestätigen einen Zusammenhang zwischen niedrigem Geburtsgewicht, einer geringeren Anzahl von Nephronen und erhöhtem Blutdruck im Erwachsenenalter (HINCHLIFFE, LYNCH *et al,* 1992; MANALICH, REYES *et al,* 2000; ZHANG, BRENNER et al, 2001; LAW, SHIELL *et al,* 2002). Obwohl diese Studien assoziativ sind und einen kausalen Zusammenhang nicht beweisen können, haben Studien an Tiermodellen eine Verringerung der Nephronenzahl bei Tieren bestätigt, die von Müttern mit eiweißarmer Ernährung oder mit einer durch Ligatur der Gebärmutterarterie induzierten Plazentainsuffizienz geboren wurden, und eine Übereinstimmung zwischen der geringeren Nephronenzahl und der Entwicklung einer arteriellen Hypertonie beim erwachsenen Tier gezeigt (PLANK, OSTREICHER et al, 2006; WLODEK, WESTCOTT et al., 2008b).

Die Mechanismen, die ein ungünstiges intrauterines Umfeld mit einer Verringerung der Zahl der Nephrone in Verbindung bringen, sind noch nicht vollständig geklärt. Zu den Umweltfaktoren, die die Nephrogenese beeinträchtigen, gehören neben der Proteinrestriktion auch Vitamin-A-, Zink- und Eisenmangel, Hyperurikämie, Alkoholkonsum und bestimmte Medikamente wie Aminoglykosid-Antibiotika (SCHREUDER und NAUTA, 2007; KOLEGANOVA, PIECHA et al, 2009).

Eine Zunahme des renalen Natriumtransports in einem hyperfiltrierenden Nephron oder eine Aktivierung des sympathischen Nervensystems sind einige der ätiopathogenen Mechanismen, die vorgeschlagen werden, um den Zusammenhang zwischen einer Verringerung der Anzahl der Nephrone und systemischer arterieller Hypertonie zu erklären (MANNING, BEUTLER et al, 2002; INGELFINGER, 2003).

Es besteht kein Zweifel am Einfluss des Renin-Angiotensin-Aldosteron-Systems (RAA) auf die Nephrogenese, von der Regulierung des Kapillarwiderstands bis hin zur Zusammensetzung und dem Volumen der extrazellulären Flüssigkeit und insbesondere der Verteilung von Natrium (YOSIPIV und EL-DAHR, 1996; MCCAUSLAND, BERTRAM et al, 1997; GURON und FRIBERG, 2000). Die Frage, ob dieses System eine kausale oder assoziative Rolle bei der intrauterinen *Programmierung der* arteriellen Hypertonie spielt, ist jedoch noch umstritten.

Im Nabelschnurblut von Föten mit eingeschränktem intrauterinem Wachstum wurde eine erhöhte Plasmareninaktivität nachgewiesen (TANNIRANDORN, FISK et al, 1990; KINGDOM, HAYES et al, 1999). Die meisten Studien deuten jedoch darauf hin, dass es bei intrauteriner Wachstumsbeschränkung zu einer Unterdrückung des fötalen Renin-Angiotensin-Aldosteron-Systems kommt, was ein kausaler Mechanismus für die verringerte Anzahl von Nephronen sein könnte (WOODS, 2000).

Studien haben gezeigt, dass sowohl das renale als auch das systemische RAA-System an der *Programmierung* der arteriellen Hypertonie beteiligt sind (ZIMMERMAN und DUNHAM, 1997). In Tiermodellen mit fötaler *Programmierung* aufgrund von Proteinrestriktion ist das zentrale RAA-System ebenfalls hochreguliert (PLADYS, LAHAIE et al, 2004).

**Neuroendokrines System**

Ein Zusammenhang zwischen der *Programmierung von* Bluthochdruck und einer übermäßigen Exposition gegenüber Glukokortikoiden im Fötusalter wurde bereits dokumentiert (O'REGAN,

WELBERG et al, 2001; BERTRAM und HANSON, 2002). Bei Schafen führte eine kurze fötale Exposition gegenüber hohen Dexamethasonwerten zu normalgewichtigen, aber hypertensiven Tieren im Alter von 3 bis 4 Monaten (DODIC, TANGALAKIS et al, 1998) sowie zu hohen Glukosespiegeln im mütterlichen Plasma, was wichtig ist, da eine Hyperglykämie die Nephrogenese beeinträchtigt (LANGLEY-EVANS, SHERMAN et al, 1999; GLASSBERG, 2002).

Beim Menschen sind hohe Cortisolspiegel in Verbindung mit einem eingeschränkten intrauterinen Wachstum nachgewiesen worden (ECONOMIDES, NICOLAIDES et al., 1991). Bei Erwachsenen ist der Cortisolspiegel im Plasma umgekehrt proportional zum Geburtsgewicht (PHILLIPS, BARKER et al., 1998), was wiederum direkt zur Hypertonie beitragen kann (SARUTA, 1996).

Experimente an Tiermodellen zeigen auch, dass sich die pathophysiologischen Reaktionen auf ein ungünstiges intrauterines Umfeld zwischen den Geschlechtern unterscheiden. Sexualhormone, die durch das RAA-System moduliert werden, sind Mechanismen, die zur Erklärung dieser Unterschiede vorgeschlagen werden. In Tiermodellen mit leichter bis mäßiger globaler Ernährungsrestriktion ist der Anstieg des Blutdrucks bei männlichen Nachkommen stärker ausgeprägt (; LUYCKX und BRENNER, 2005; ZANDI-NEJAD, LUYCKX et al, 2006). Nur eine starke Eiweißrestriktion bei den Müttern hat ähnliche Auswirkungen auf die Nachkommen beider Geschlechter (WOODS, INGELFINGER et al., 2005). Eine übermäßige kalorische Ernährung führt bei beiden Geschlechtern zu einer endothelialen Dysfunktion, aber nur bei Frauen zu Bluthochdruck (KHAN, TAYLOR et al., 2003).

Tiermodelle mit Hypoxie haben ebenfalls nur bei männlichen Nachkommen eine vaskuläre Dysfunktion hervorgerufen (WILLIAMS, HEMMINGS et al., 2005), während eine Plazentainsuffizienz bei beiden Geschlechtern Auswirkungen hat, die jedoch nur bei männlichen Tieren nach der Pubertät von Dauer sind (ALEXANDER, 2003; OJEDA, GRIGORE et al., 2007a; OJEDA, GRIGORE et al., 2007b). Bei diesen Tieren normalisierte die Kastration nach 10 Wochen den Blutdruck bei den Männchen, während die Ovarektomie bei den Weibchen zu Bluthochdruck führte.

So scheinen die Geschlechtshormone bei der *Programmierung* von Bluthochdruck bei Tieren eine unterschiedliche Rolle zu spielen, wobei Testosteron, möglicherweise über das RAA-System, zum Anstieg des Blutdrucks bei den Nachkommen von Tieren beiträgt, die einer intrauterinen Proteinrestriktion unterworfen wurden, während Östradiol bei den erwachsenen Weibchen derselben Nachkommen eine schützende Rolle gegen den Blutdruck spielt.

Einige Humanstudien deuten darauf hin, dass der Zusammenhang zwischen Geburtsgewicht und Herz-Kreislauf-Erkrankungen mit geschlechtsspezifischen Unterschieden während des frühen Wachstums zusammenhängen könnte, die sich in der Wachstumsgeschwindigkeit von Jungen und Mädchen bei ähnlichem mütterlichen Ernährungsniveau widerspiegeln (TAYLOR, WHINCUP et al, 1997; FORSEN, ERIKSSON et al, 1999).

Die neuroendokrine Beteiligung an der *Programmierung* der arteriellen Hypertonie ist somit offensichtlich, und die Hypothalamus-Hypophysen-Nebennieren-Achse kann gleichzeitig als Ziel von Umwelteinflüssen oder als Vermittler der Beziehung zwischen frühen Ereignissen und Bluthochdruck im Erwachsenenalter beteiligt sein (MEANEY, SZYF *et al*, 2007).

**Kardiovaskuläres System**

Zu den wichtigsten Veränderungen im kardiovaskulären System, die mit einer fetalen *Programmierung* für Bluthochdruck einhergehen, gehören Veränderungen in der Struktur und Funktion der großen Gefäße, mikrovaskuläre Rarefizierung und endotheliale Dysfunktion.

Strukturelle Veränderungen

Die elastischen Eigenschaften von Gefäßen werden durch die Menge an Elastin in der extrazellulären Matrix bestimmt. Die extrazelluläre Matrix ist ein komplexes und heterogenes Gewebe, das aus Kollagen, Elastin, Glykoproteinen und Proteoglykanen besteht. Diese Bestandteile fördern nicht nur die mechanische Integrität der Gefäßwand, sondern verfügen auch über eine Reihe von unlöslichen Liganden, die Zellsignale auslösen, um Proliferation, Migration, Differenzierung und Überleben zu steuern. Nicht nur die Menge der synthetisierten extrazellulären Matrix, sondern auch die Qualität des Materials, aus dem sie besteht, sind entscheidende Faktoren für Veränderungen der Gefäßsteifigkeit und der arteriellen Hypertonie (BRIONES, ARRIBAS *et al*, 2010).

Die Ablagerung von Elastin erreicht ihren Höhepunkt am Ende der Schwangerschaft und nimmt kurz nach der Geburt ab, und die durchschnittliche Lebensdauer ist sehr lang, etwa 40 Jahre, mit extrem langsamen Veränderungen. Aus diesen Gründen wird als ein Mechanismus zur Erklärung der arteriellen Steifigkeit bei diesen Personen ein Mangel an Elastinsynthese in der Aorta und anderen großen Arterien vorgeschlagen (MARTYN und GREENWALD, 1997). Diese Hypothese wurde kürzlich von Burkhardt *et al.* bestätigt, die einen geringeren Elastingehalt in den Arterien von Säuglingen im Small-for-Gestational-Age nachwiesen (BURKHARDT, MATTER *et al.*, 2009).

Bei älteren Menschen ist die Degeneration und Sklerose der mittleren Schicht der großen Arterien ein bekanntes Phänomen (SAWABE, 2010), das zu systemischer arterieller Hypertonie und ventrikulärer Hypertrophie führt. Dies geschieht als Folge der Degeneration und Apoptose der glatten Muskelzellen der inneren Mittelkammer der Aorta, was zum Abbau von Elastin und zur Anhäufung von Kollagen führt.

Auch Tiermodelle bestätigen diese Hypothese (ANGOURAS, SOKOLIS *et al*, 2000). In einem Schweinemodell wiesen Angouras et al. nach, dass eine veränderte Blutzufuhr zur thorakalen Aorta zu einer abnormen Morphologie der elastischen und kollagenen Fasern der medialen Schicht führt, was eine erhöhte Steifigkeit der Aorta als Reaktion auf eine Reihe von Belastungen zur Folge hat (BERRY und LOOKER, 1973; KHORRAM, MOMENI *et al*, 2007).

Es gibt auch Hinweise darauf, dass die arterielle Steifigkeit einen komplexen genetischen

Ursprung hat; die Art der Gene und ihre Interaktion mit der Umwelt bei der Entwicklung dieses Phänomens ist jedoch noch unbekannt. Es gibt mehrere Kandidatengene, und viele von ihnen können die Struktur und Funktion der Arterienwand verändern, da sie sowohl an den Signal- und Kontrollwegen der extrazellulären Matrix als auch am Renin-Angiotensin-Aldosteron-System, dem adrenergen System und anderen vasoaktiven Systemen beteiligt sind (MIZUTANI, SUGIMOTO et al, 2002; CLEMITSON, DIXON et al, 2007; GRASSI, 2009). Die Identifizierung dieser Gene ist wichtig, da sie neue Biomarker sowie Ziele für die Verringerung der arteriellen Steifigkeit vorschlagen könnte (YASMIN und O'SHAUGHNESSY, 2008).

Eine erhöhte Steifigkeit der Wände von Arterien, Arteriolen und Kapillaren wird mit Bluthochdruck und Atherosklerose bei Erwachsenen in Verbindung gebracht (MEAUME, RUDNICHI et al, 2001). Mit Hilfe der Pulswellengeschwindigkeits-Doppler-Echokardiographie wurde die arterielle Steifigkeit bei Jugendlichen und jungen Erwachsenen mit niedrigem Geburtsgewicht (LURBE, TORRO et al, 2003; OREN, VOS et al, 2003) und bei Frühgeborenen (TAUZIN, ROSSI et al, 2006) dokumentiert. Bei Neugeborenen im kleinen Gestationsalter wurden ein erhöhter Pulsdruck und ein verringerter Aortenwanddurchmesser dokumentiert (LEY, STALE et al., 1997). Skilton et al. beobachteten eine Intima-Media-Verdickung, einen Marker für Atherosklerose, in den Bauchaorten von Neugeborenen im kleinen Schwangerschaftsalter, was darauf hindeutet, dass diese Veränderungen bereits im Mutterleib auftreten, was wiederum die Hypothese einer intrauterinen *Programmierung der* arteriellen Hypertonie untermauert (SKILTON, EVANS et al., 2005).

Mikrovaskuläre Rarefizierung

Ein wichtiger Aspekt bei der Entwicklung von Bluthochdruck beim Menschen ist die Verringerung der Dichte von Arteriolen und Kapillargefäßen oder die mikrovaskuläre Rarefizierung (HE, MARCINIAK et al, 2010; GOLIGORSKY, 2010). Die Mikrovaskulatur wird durch ein kontinuierliches Gleichgewicht zwischen *De-novo-Angiogenese* und mikrovaskulärer Regression gebildet. Eine veränderte Angiogenese trägt zusammen mit einem regionalen Rückgang des Blutflusses zur mikrovaskulären Rarefaktion bei (HUMAR, ZIMMERLI et al, 2009). Die mikrovaskuläre Rarefizierung wird eher als Folge denn als Ursache der arteriellen Hypertonie angesehen (LE NOBLE, STASSEN et al., 1998).

Studien an Tiermodellen mit eingeschränkter Ernährung haben eine Verringerung der Muskelkapillardichte und weniger Verzweigungen der Mesenterialarterien bei Föten gezeigt (PLADYS, SENNLAUB et al, 2005; KHORRAM, KHORRAM et al, 2007).

Bei Bluthochdruckpatienten mit koronarer Herzkrankheit kommt es zu mikrovaskulären Verengungen in den Koronararterien, die zu einer Verringerung des Reserveflusses führen und den Herzmuskel anfälliger für Ischämie machen (HOENIG, BIANCHI et al., 2008).

Beim Menschen wurde ein niedriges Geburtsgewicht bereits mit einer abnormen Gefäßbildung der

Netzhaut bei Kindern und Erwachsenen in Verbindung gebracht (HELLSTROM, HARD et al, 1998; KISTNER, JACOBSON et al, 2002; HELLSTROM, DAHLGREN et al, 2004).

Diese Ergebnisse legen nahe, dass die mikrovaskuläre Rarefaktion ein frühes und primäres Phänomen bei der Entwicklung des Hypertonieprogramms ist.

Berichte, die eine mikrovaskuläre Rarefaktion in frühen Stadien oder sogar vor der Entwicklung von Bluthochdruck zeigen, bestätigen diese Hypothese (NOON, WALKER et al, 1997; ANTONIOS, SINGER et al, 1999; ANTONIOS, RATTRAY et al, 2003).

Endotheliale Dysfunktion

Die Rolle des Endothels in der kardiovaskulären Physiologie ist entscheidend. Unter normalen Bedingungen produziert es dilatierende Substanzen wie Stickstoffmonoxid, den wichtigsten entspannenden Faktor, der vom Endothel stammt. In pathologischen Situationen, wie z. B. bei arterieller Hypertonie, wird das Endothel jedoch zu einem aggressiven Organ und zu einer Quelle von aus dem Endothel stammenden kontraktilen Faktoren wie Endothelin, Angiotensin II, von Cyclooxygenase abgeleiteten Prostanoiden und Superoxidanionen. Die genauen Mechanismen, durch die das Endothel von einem Schutzorgan zu einem Aggressor umgewandelt wird, sind noch nicht vollständig geklärt (VERSARI, DAGHINI et al, 2009).

Die endotheliale Dysfunktion spielt eine zentrale Rolle bei der Entstehung der arteriellen Hypertonie, indem sie die Produktion und Funktion von Stickstoffmonoxid und anderen vasoprotektiven Faktoren verringert und/oder die Produktion von entzündungsfördernden Vasokonstriktoren übersteigt, Dies führt zu einem Anstieg des Gefäßtonus, der zu Bluthochdruck, Herz- und Gefäßumbau und schließlich zu Nieren-, Mikro- und Makrovaskulärschäden beiträgt (WONG, WONG et al., 2010).

Ein Zusammenhang zwischen niedrigem Geburtsgewicht und veränderter endothelabhängiger und endothelunabhängiger Vasodilatation sowie verminderter flussvermittelter Vasodilatation ist bereits bei Neugeborenen nachgewiesen worden, Säuglingen, Kindern, Jugendlichen und jungen Erwachsenen nachgewiesen (LEESON, KATTENHORN et al, 2001) (MARTIN, GAZELIUS et al, 2000) (GOH, SHORE et al, 2001) (MARTIN, HU et al, 2000) (FRANCO, CHRISTOFALO et al, 2006). Andere Marker für eine endotheliale Dysfunktion, wie z. B. der Serumspiegel von Stickstoffmonoxid und Harnsäure, wurden ebenfalls mit einem niedrigen Geburtsgewicht in Verbindung gebracht (HRACSKO, HERMESZ et al, 2009) (LAUGHON, CATOV et al, 2009).

Zu den Mechanismen, die zur Erklärung dieser Befunde vorgeschlagen werden, gehören eine Verringerung der Expression und Aktivität von Stickstoffmonoxid-Synthasen, eine Zunahme der Bildung von Superoxid-Anionen und eine Verringerung der Verfügbarkeit oder des Stoffwechsels von L-Arginin (FRANCO, ARRUDA et al, 2002; GIL, LUCAS et al, 2005; LIGI, GRANDVUILLEMIN et al, 2010).

Ein Zusammenhang zwischen niedrigem Geburtsgewicht und beeinträchtigter Endothelabhängiger Vasodilatation wurde daher in zahlreichen menschlichen und experimentellen Studien nachgewiesen. Tierstudien zur intrauterinen Wachstumsrestriktion infolge mütterlicher Unterernährung bestätigen eine Beeinträchtigung der Endothel-vermittelten Vasodilatation bei der fetalen *Programmierung* der arteriellen Hypertonie (HOLEMANS, GERBER *et al*, 1999; LAMIREAU, NUYT *et al*, 2002; BRAWLEY, POSTON *et al*, 2003).

Die Produktion von Kontraktionsfaktoren, die von der Cyclooxygenase abgeleitet sind, ist jedoch charakteristisch für den Alterungsprozess, und die essenzielle arterielle Hypertonie scheint diesem Phänomen nur vorzugreifen (VERSARI, DAGHINI *et al*, 2009).

# ABSCHLIESSENDE ÜBERLEGUNGEN

Chronische, nicht übertragbare Krankheiten bei Erwachsenen sind heute das größte Problem der öffentlichen Gesundheit in allen menschlichen Gesellschaften. Unter ihnen sind Herz-Kreislauf-Erkrankungen diejenige, die die meisten Todesopfer fordert oder zu früher Behinderung führt.

Die kardiovaskuläre Prävention, die auf der Veränderung der Risikofaktoren für die Krankheit im Erwachsenenalter beruht, begann Mitte des letzten Jahrhunderts. Dieser verspätete Ansatz hat sich als unwirksam erwiesen, da er nur palliativ ist und zwar dazu beiträgt, das Leben der Menschen zu verlängern, aber wenig zur Wiederherstellung der Gesundheit beiträgt.

Ein gemeinsamer, früher Ursprung für Herz-Kreislauf- und Stoffwechselkrankheiten und Krebs wird schon seit vielen Jahren vorgeschlagen, ist aber erst seit kurzem anerkannt.

Dieser Ursprung scheint im intrauterinen Leben zu liegen, der Zeit und dem Ort, an dem wir "*auf Gesundheit oder Krankheit programmiert*" werden, durch eine Wechselwirkung zwischen der elterlichen genetischen Belastung und den Umweltbedingungen, die die Ausprägung oder Nichtausprägung unserer Tendenzen und unseres Potenzials bestimmen.

Erst seit der Entschlüsselung des genetischen Codes ist klar geworden, dass andere Phänomene, die nicht von der DNA abhängen, eine grundlegende Rolle bei der Bestimmung der Genexpression spielen. Diese Prozesse werden unter dem Begriff Epigenetik zusammengefasst und wirken während des gesamten Lebensverlaufs eines Menschen, allerdings in Phasen oder "Fenstern" mit größerer Anfälligkeit. Das wichtigste ist das intrauterine Leben.

Die Komplexität der intrauterinen *Programmierung* von Krankheiten im Erwachsenenalter übersteigt unsere derzeitigen Erkenntnismöglichkeiten.

Von der genetischen Botschaft über ein komplexes Transkriptionssystem bis hin zur Proteinsynthese und den Stoffwechselvorgängen der Proteine finden unzählige epigenetische Prozesse statt, wie z. B. Methylierung, Acetylierung und Ubiquitinisierung, aber auch andere, die vielleicht noch unbekannt sind oder unser heutiges Verständnis übersteigen.

Die Suche nach diesem Verständnis ist gerechtfertigt, weil sie auf dem unbestreitbaren Wunsch beruht, die Lebensqualität des Einzelnen zu verbessern.

Die Auswirkungen der Epigenetik betreffen alle Bereiche der menschlichen körperlichen und geistigen Gesundheit, und darüber hinaus durchbrechen sie das Paradigma der genetischen Unveränderlichkeit, wenn sie uns zeigen, dass aus demselben Code unterschiedliche Transkriptionen entstehen können, die zu unterschiedlichen Proteomen mit folglich unterschiedlichen Stoffwechselaktivitäten führen.

*Ihre Auswirkungen auf die Medizin können mit denen der Relativitätstheorie in der Physik verglichen werden. Von nun an ist es nicht mehr möglich, sich die Medizin so vorzustellen, wie sie vorher war.*

Das Potenzial der epigenetischen Manipulation könnte Quantensprünge in der Prävention, Diagnose und Behandlung von Krankheiten bedeuten. Diese Möglichkeit geht über die Grenzen der Medizin hinaus und verbindet sich mit Bioethik, Philosophie und Glauben und ist sowohl eine Herausforderung als auch beängstigend.

In diesem Jahrhundert werden neue Technologien wie die Pharmakogenomik oder die Nutrigenomik wahrscheinlich Teil unseres täglichen Lebens sein, und die Medizin wird auf die Bedürfnisse jedes Einzelnen zugeschnitten sein.

Bis heute sind die Wege, die die Gebärmutter von einem schützenden Organ in eine ungünstige Umgebung verwandeln, nicht eindeutig identifiziert, und es gibt auch keine wirksamen diagnostischen Tests, um Risikopatientinnen in einem frühen Stadium zu untersuchen.

In dem Maße, wie die Erforschung der Epigenetik voranschreitet und ihre Mechanismen aufgedeckt werden, werden wir wahrscheinlich in der Lage sein, gefährdete Föten zu erkennen und Ernährungsanpassungen und unterstützende Therapien vorzunehmen, um das Wachstum des Fötus zu fördern und ihn während der Schwangerschaft zu überwachen, um intrauterinen Stress zu vermeiden.

Idealerweise sollten Strategien zur Förderung einer gesunden Lebensweise das ganze Leben lang fortgesetzt werden. Wenn dieses Ziel erreicht wird, kann unsere Gesellschaft einen Kurswechsel hin zu einer effizienteren Kontrolle des größten Problems der öffentlichen Gesundheit von heute vornehmen: chronische, nicht übertragbare Krankheiten bei Erwachsenen.

Wer weiß, vielleicht sind wir, nachdem wir diese hochtechnologische Periode hinter uns gelassen haben, mit dem Aufblühen der Nutrigenomik und Pharmakogenomik und vielen anderen Omics, die noch kommen werden, bereit, uns einer größeren Herausforderung zuzuwenden, die bereits von Weisen und Propheten seit der Antike vorhergesagt und angekündigt wurde, nämlich der Selbstanpassung von Geist und Körper, die zur mentalen Kontrolle unserer Physiologie führt.

Schließlich scheint unser Code das gesamte Potenzial unserer Spezies zu enthalten. Werden wir eines Tages selbst entscheiden, was transkribiert, ausgedrückt und funktionalisiert werden soll?

*Mens sana in corpore sano.*

*Juvenal (römischer Dichter, 1. und 2. Jahrhundert n. Chr.), in Sàtira X*

# REFERENZEN

Referenzen

ALEXANDER, B. T. Plazentainsuffizienz führt zur Entwicklung von Bluthochdruck bei wachstumsbeschränkten Nachkommen. *Hypertonie*, v. 41, n. 3, S. 457-462, März 2003.

ALEXANDER, G. R. et al. A United States national reference for fetal growth. *Obstet.Gynecol.*, v. 87, n. 2, p. 163-168, Feb 1996.

ALWASEL, S. H.;ASHTON, N. Prenatal programming of renal sodium handling in the rat. *Clin.Sci.(Lond)*, v. 117, n. 2, S. 75-84, Jul 2009.

AMERICAN ACADEMY OF PEDIATRICS Amerikanische Akademie für Pädiatrie. Ausschuss für Fötus und Neugeborene. Nomenklatur für Schwangerschaftsdauer, Geburtsgewicht und intrauterines Wachstum. *Pediatrics*, v. 39, n. 6, S. 935-939, Juni 1967.

ANANTH, C. V.;VINTZILEOS, A. M. Distinguishing pathological from constitutional small for gestational age births in population-based studies. *Early Hum.Dev.*, v. 85, n. 10, S. 653-658, Oct 2009.

ANGOURAS, D. et al Auswirkung eines gestörten Vasa vasorum Flusses auf die Struktur und Mechanik der thorakalen Aorta: Auswirkungen auf die Pathogenese der Aortendissektion. *Eur.J.Cardiothorac.Surg.*, v. 17, n. 4, p. 468-473, Apr 2000.

ANTONIOS, T. F. et al. Rarefaction of skin capillaries in normotensive offspring of individuals with essential hypertension. *Heart*, v. 89, n. 2, p. 175-178, Feb 2003.

ANTONIOS, T. F. et al. Rarefaction of skin capillaries in borderline essential hypertension suggests an early structural abnormality. *Hypertension*, v. 34, n. 4 Pt 1, p. 655-658, Oct 1999.

ARNTZEN, A.;NYBO ANDERSEN, A. M. Social determinants for infant mortality in the Nordic countries, 1980-2001. *Scand.J.Public Health*, v. 32, n. 5, p. 381-389, 2004.

ARNTZEN, A. et al. Sozioökonomischer Status und Risiko des Säuglingstods. Eine bevölkerungsbasierte Studie über Trends in Norwegen, 1967-1998. *Int.J.Epidemiol.* v. 33, n. 2, S. 279-288, Apr 2004.

BARKER, D. J. Die fötalen und kindlichen Ursprünge von Krankheiten im Erwachsenenalter. *BMJ*, v. 301, n. 6761, S. 1111-Nov 1990.

BARKER, D. J. Deprivation in der Kindheit und das Risiko einer ischämischen Herzerkrankung. *Lancet*, V. 337, Nr. 8747, S. 981-Apr 1991.

BARKER, D. J. The effect of nutrition of the foetus and neonate on cardiovascular disease in adult life. *Proc.Nutr.Soc.*, v. 51, n. 2, p. 135-144, Aug 1992a.

BARKER, D. J. Die fötalen Ursprünge des Bluthochdrucks im Erwachsenenalter.

J.Hypertens.Suppl, v. 10, n. 7, p. S39-S44, Dec 1992b.

BARKER, D. J. Fötale Ursprünge der koronaren Herzkrankheit. Br. Heart J., v. 69, n. 3, p. 195196, Mar 1993a.

BARKER, D. J. Die intrauterinen Ursprünge von Herz-Kreislauf-Erkrankungen. Acta Paediatr.Suppl, v. 82 Suppl 391, n. 93-99, Sep 1993b.

BARKER, D. J. Intrauterine Programmierung von Krankheiten im Erwachsenenalter. Mol.Med.Today, v. 1, n. 9, S. 418-423, Dec 1995.

BARKER, D. J. Die fötalen Ursprünge des Bluthochdrucks. J.Hypertens.Suppl, v. 14, n. 5, p. S117-S120, Dec 1996.

BARKER, D. J. Intrauterine Programmierung von koronarer Herzkrankheit und Schlaganfall. Acta Paediatr.Suppl, v. 423, n. 178-182, Nov 1997.

BARKER, D. J. Die Ursprünge der Theorie des Entwicklungsursprungs. J.Intern.Med., v. 261, n. 5, S. 412-417, Mai 2007.

BARKER, D. J. et al Mechanisms of disease: in utero programming in the pathogenesis of hypertension. Nat.Clin.Pract.Nephrol., V. 2, Nr. 12, S. 700-707, Dez 2006.

BARKER, D. J. et al. Fötale und plazentare Größe und Risiko für Bluthochdruck im Erwachsenenalter. BMJ, v. 301, n. 6746, S. 259-262, Aug 1990.

BARKER, D. J.;OSMOND, C. Niedriges Geburtsgewicht und Bluthochdruck. BMJ, v. 297, n. 6641, S. 134-135, Jul 1988.

BARKER, D. J. et al. Wachstum in utero, Blutdruck in der Kindheit und im Erwachsenenalter und Sterblichkeit durch Herz-Kreislauf-Erkrankungen. BMJ, v. 298, n. 6673, S. 564-567, Mar 1989a.

BARKER, D. J. et al. Die intrauterinen und frühen postnatalen Ursprünge von Herz-Kreislauf-Erkrankungen und chronischer Bronchitis. J.Epidemiol.Community Health, v. 43, n. 3, p. 237-240, Sep 1989b.

BARKER, D. J. et al. Gewicht im Säuglingsalter und Tod durch ischämische Herzkrankheit. Lancet, v. 2, n. 8663, S. 577-580, Sep 1989.

BATESON, P. Fötale Erfahrung und gutes Design für Erwachsene. Int. J. Epidemiol. v. 30, n. 5, p. 928-934, Oct 2001.

BATTERSHILL, J. et al. Critical issues for the safety assessment of novel foods when no conventional counterpart exists: discussion meeting, Department of Health, London, UK, 12 February 1998. Food Addit.Contam, v. 16, n. 1, S. 37-45, Jan 1999.

BENZ, K.;AMANN, K. Maternal nutrition, low nephron number and arterial hypertension in later life. Biochim.Biophys.Acta, Mar 2010.

BERNSTEIN I, G. SG. Intrauterine Wachstumsrestriktion. In: . Geburtshilfe: Normal- und Problemschwangerschaften. 3. Aufl., Nr. 863-886, 1996.

BERNSTEIN, I. M. et al. Plädoyer für hybride "fetale Wachstumskurven": eine bevölkerungsbasierte Schätzung der normalen fetalen Größe über das Gestationsalter. J.Matern.Fetal Med., v. 5, n. 3, S. 124-127, Mai 1996.

BERRY, C. L.;LOOKER, T. An alteration in the chemical structure of the aortic wall induced by a finite period of growth inhibition. J.Anat., v. 114, n. Pt 1, p. 83-94, Jan 1973.

BERTRAM, C. E.;HANSON, M. A. Pränatale Programmierung der postnatalen endokrinen Reaktionen durch Glukokortikoide. Reproduction, v. 124, n. 4, p. 459-467, Oct 2002.

BRAWLEY, L. et al. Mechanismen, die der Programmierung der Dysfunktion der kleinen Arterien zugrunde liegen: Überprüfung des Modells mit eiweißarmer Ernährung in der Schwangerschaft bei der Ratte. Arch.Physiol Biochem. v. 111, n. 1, S. 23-35, Feb 2003.

BRENNER, B. M. et al. Glomeruli und Blutdruck. Weniger vom einen, mehr vom anderen? Am.J.Hypertens., v. 1, n. 4 Pt 1, p. 335-347, Oct 1988.

BRENNER, W. E. et al. A standard of fetal growth for the United States of America. Am.J.Obstet.Gynecol., v. 126, n. 5, p. 555-564, Nov 1976.

BRIANA, D. D.;MALAMITSI-PUCHNER, A. The role of adipocytokines in foetal growth. Ann.N.Y.Acad.Sci., v. 1205, n. 82-87, Sep 2010.

BRIONES, A. M. et al Role of extracellular matrix in vascular remodelling of hypertension. Curr.Opin.Nephrol.Hypertens., v. 19, n. 2, p. 187-194, Mar 2010.

BROUGH, L. et al. Wirkung einer Multimikronährstoff-Supplementierung auf den mütterlichen Nährstoffstatus, das Geburtsgewicht des Kindes und das Gestationsalter bei der Geburt in einer einkommensschwachen, multiethnischen Bevölkerung. Br.J.Nutr., v. 104, n. 3, S. 437-445, Aug 2010.

BURDGE, G. C.;LILLYCROP, K. A. Nutrition, epigenetics, and developmental plasticity: implications for understanding human disease. Annu.Rev.Nutr., v. 30, n. 315-339, Aug 2010.

BURKHARDT, T. et al Verminderte Nabelarterien-Compliance und Igf-I-Plasmaspiegel bei Säuglingen mit intrauteriner Wachstumsrestriktion - Auswirkungen auf die fetale Programmierung von Bluthochdruck. Plazenta, v. 30, n. 2, S. 136-141, Feb 2009.

BYRNE, C. D. et al Control of Hep G2-cell triacylglycerol and apolipoprotein B synthesis and secretion by polyunsaturated non-esterified fatty acids and insulin. Biochem.J., v. 288 ( Pt 1), n. 101-107, Nov 1992.

CARLO, W. A. et al. Hohe Sterblichkeitsraten bei Säuglingen mit sehr niedrigem Geburtsgewicht in Entwicklungsländern trotz Schulungen. Pädiatrie, Oktober 2010.

CHALI, D. et al. Eine Fall-Kontroll-Studie über Determinanten der Rachitis. Ethiop.Med.J., v. 36, n. 4, p. 227-234, Oct 1998.

CHALLIER, J. C. et al. Fettleibigkeit in der Schwangerschaft stimuliert die Makrophagenansammlung und Entzündung in der Plazenta. Plazenta, v. 29, n. 3, S. 274-281, März 2008.

CHMURZYNSKA, A. Fetal programming: link between early nutrition, DNA methylation, and complex diseases. Nutr.Rev., v. 68, n. 2, p. 87-98, Feb 2010.

CIANFARANI, S. et al Niedriges Geburtsgewicht und Insulinresistenz im Erwachsenenalter: die Hypothese des "Aufholwachstums". Arch.Dis.Child Fetal Neonatal Ed, v. 81, n. 1, p. F71-F73, Jul 1999.

CLEMITSON, J. R. et al. Genetische Untersuchung eines quantitativen Blutdruck-Trait-Locus auf Rattenchromosom 1 und Genexpressionsanalyse identifiziert SPON1 als neues Hypertonie-Gen. Circ.Res., V. 100, Nr. 7, S. 992-999, Apr 2007.

CREWS, D.;MCLACHLAN, J. A. Epigenetik, Evolution, endokrine Störungen, Gesundheit und Krankheit. Endokrinologie, V. 147, Nr. 6 Suppl, S. S4-10, Juni 2006.

DAS, U. G.;SYSYN, G. D. Abnormales fetales Wachstum: intrauterine Wachstumsretardierung, klein für das Gestationsalter, groß für das Gestationsalter. Pediatr.Clin.North Am., v. 51, n. 3, p. 639-54, viii, Jun 2004.

DETER, R. L. et al Mathematische Modellierung des fötalen Wachstums: Entwicklung individueller Wachstumskurvenstandards. Obstet.Gynecol., v. 68, n. 2, p. 156-161, Aug 1986.

DODIC, M. et al Flüssigkeitsanomalien treten beim chronisch kanülierten Schafsfötus in der mittleren Trächtigkeit, aber nicht in der späten Trächtigkeit auf. Pediatr.Res., v. 44, n. 6, p. 894-899, Dec 1998.

DOTSCH, J. Renale und extrarenale Mechanismen der perinatalen Programmierung nach intrauteriner Wachstumsrestriktion. Hypertens.Res., v. 32, n. 4, p. 238-241, Apr 2009.

DOTSCH, J. et al Die Auswirkungen der fötalen Programmierung der glomerulären Anzahl und Nierenfunktion. J.Mol.Med., v. 87, n. 9, S. 841-848, Sep 2009.

ECONOMIDES, D. L. et al. Metabolische und endokrine Befunde bei angemessenen Föten und Föten im kleinen Gestationsalter. J. Perinat.Med., v. 19, n. 1-2, S. 97-105, 1991.

EDWARDS, C. R. et al. Dysfunktion der plazentaren Glukokortikoidbarriere: Zusammenhang zwischen fötaler Umgebung und Bluthochdruck im Erwachsenenalter? Lancet, v. 341, n. 8841, S. 355-357, Feb 1993.

EDWARDS, L. J. et al. Pränatale Unterernährung, Glukokortikoide und die Programmierung von Bluthochdruck im Erwachsenenalter. Clin.Exp.Pharmacol.Physiol, v. 28, n. 11, S. 938-941, Nov

2001.

EGO, A. et al. Individuelle versus bevölkerungsbasierte Geburtsgewichtsstandards zur Identifizierung von wachstumsbeeinträchtigten Säuglingen: eine französische Multicenter-Studie. Am.J.Obstet.Gynecol., v. 194, n. 4, p. 1042-1049, Apr 2006.

ERIKSSON, J. et al Fötales und kindliches Wachstum und Bluthochdruck im Erwachsenenalter. Hypertonie, v. 36, n. 5, S. 790-794, Nov 2000.

FIGUERAS, F. et al. Vorhersagekraft des pränatalen Nabelarterien-Dopplers für ungünstige Schwangerschaftsausgänge bei Babys mit geringem Geburtsgewicht: bevölkerungsbasierte Studie. BJOG, v. 115, n. 5, p. 590-594, Apr 2008.

FIGUERAS, F.;GARDOSI, J. Sollten wir fötale Wachstumsstandards anpassen? Fetal Diagn Ther, v. 25, n. 3, S. 297-303, 2009.

FIGUERAS, F. et al. Maßgeschneiderte Normen für das Geburtsgewicht in einer spanischen Bevölkerung. Eur.J.Obstet.Gynecol.Reprod.Biol., v. 136, n. 1, S. 20-24, Jan 2008.

FORSEN, T. et al Wachstum in utero und während der Kindheit bei Frauen, die eine koronare Herzkrankheit entwickeln: Längsschnittstudie. BMJ, V. 319, Nr. 7222, S. 1403-1407, Nov 1999.

FRANCO, M. C. et al Auswirkungen von niedrigem Geburtsgewicht bei 8- bis 13-jährigen Kindern: Auswirkungen auf die endotheliale Funktion und den Harnsäurespiegel. Hypertonie, V. 48, Nr. 1, S. 45-50, Juli 2006.

FRANCO, M. C. et al Intrauterine Unterernährung: Expression und Aktivität der endothelialen Stickoxid-Synthase bei männlichen und weiblichen erwachsenen Nachkommen. Cardiovasc.Res., v. 56, n. 1, p. 145-153, Oct 2002.

FULLER, K. E. Säuglinge mit niedrigem Geburtsgewicht: die anhaltende ethnische Disparität und die Wechselwirkung von Biologie und Umwelt. Ethn.Dis., v. 10, n. 3, S. 432-445, 2000.

GARDOSI, J. New definition of small for gestational age based on foetal growth potential. Horm.Res., v. 65 Suppl 3, n. 15-18, 2006.

GARDOSI, J. Intrauterine Wachstumsrestriktion: neue Standards für die Bewertung von unerwünschten Ergebnissen. Best.Pract.Res.Clin.Obstet.Gynaecol., v. 23, n. 6, p. 741-749, Dec 2009.

GARDOSI, J.;FRANCIS, A. A customised standard to assess fetal growth in a US population. Am.J.Obstet.Gynecol., v. 201, n. 1, S. 25-27, Jul 2009.

GARDOSI, J. et al Ein einstellbarer Standard für das fötale Gewicht. Ultraschall Geburtshilfe Gynäkologie, V. 6, Nr. 3, S. 168-174, Sep 1995.

GEORGIEFF, M. K. Nutrition and the developing brain: nutrient priorities and measurement. Am.J.Clin.Nutr., v. 85, n. 2, p. 614S-620S, Feb 2007.

GIL, F. Z. et al Effects of intrauterine food restriction and long-term dietary supplementation with L-arginine on age-related changes in renal function and structure of rats. *Pediatr.Res.*, v. 57, n. 5 Pt 1, S. 724-731, Mai 2005.

GLASSBERG, K. I. Normale und abnorme Entwicklung der Niere: die Interpretation des aktuellen Wissens durch einen Kliniker. *J.Urol.*, v. 167, n. 6, p. 2339-2350, Jun 2002.

GLUCKMAN, P. D.;HANSON, M. A. Developmental origins of disease paradigm: a mechanistic and evolutionary perspective. *Pediatr.Res.*, v. 56, n. 3, p. 311-317, Sep 2004a.

GLUCKMAN, P. D.;HANSON, M. A. Living with the past: evolution, development, and patterns of disease. *Science*, v. 305, n. 5691, S. 1733-1736, Sep 2004b.

GLUCKMAN, P. D. et al Frühe Lebensereignisse und ihre Folgen für spätere Krankheiten: eine lebensgeschichtliche und evolutionäre Perspektive. *Am.J.Hum.Biol.*, v. 19, n. 1, S. 1-19, Jan 2007.

GOH, K. L. et al. Beeinträchtigte mikrovaskuläre Vasodilatationsfunktion bei 3 Monate alten Säuglingen mit niedrigem Geburtsgewicht. *Diabetes Care*, v. 24, n. 6, S. 1102-1107, Jun 2001.

GOLIGORSKY, M. S. Microvascular rarefaction: The decline and fall of blood vessels. *Organogenesis*, v. 6, n. 1, S. 1-10, Jan 2010.

GRAAFMANS, W. C. et al. Geburtsgewicht und perinatale Sterblichkeit: ein Vergleich des "optimalen" Geburtsgewichts in sieben westeuropäischen Ländern. *Epidemiologie*, v. 13, n. 5, S. 569-574, Sep 2002.

GRASSI, G. Phosducin - ein Kandidatengen für stressbedingten Bluthochdruck. *J.Clin.Invest*, v. 119, n. 12, p. 3515-3518, Dec 2009.

GRIGORE, D. et al Geschlechtsunterschiede bei der fötalen Programmierung von Bluthochdruck. *Gend.Med.*, v. 5 Suppl A, n. S121-S132, 2008.

GUARAN, R. L. et al. Aktualisierung der Wachstumsperzentilen für Säuglinge, die in einer australischen Bevölkerung geboren wurden. *Aust.N.Z.J.Obstet.Gynaecol.*, v. 34, n. 1, p. 39-50, Feb 1994.

GUILLOTEAU, P. et al Nachteilige Auswirkungen der Ernährungsprogrammierung während des pränatalen und frühen postnatalen Lebens, einige Aspekte der Regulierung sowie mögliche Vorbeugung und Behandlung. *J. Physiol Pharmacol*, v. 60 Suppl 3, n. 17-35, Oct 2009.

GURON, G.;FRIBERG, P. Ein intaktes Renin-Angiotensin-System ist eine Voraussetzung für eine normale Nierenentwicklung. *J.Hypertens.*, v. 18, n. 2, p. 123-137, Feb 2000.

HADLOCK, F. P. et al In utero-Analyse des fötalen Wachstums: ein sonographischer Gewichtsstandard. *Radiology*, v. 181, n. 1, p. 129-133, Oct 1991.

HAIG, D. Genetische Konflikte in der menschlichen Schwangerschaft. *Q.Rev.Biol.*, v. 68, n. 4, p. 495-532, Dec 1993.

HALES, C. N.;BARKER, D. J. The thrifty phenotype hypothesis. *Br.Med.Bull.*, v. 60, n. 5-20, 2001.

HALES, C. N. et al Fötales und kindliches Wachstum und gestörte Glukosetoleranz im Alter von 64 Jahren. *BMJ*, v. 303, n. 6809, S. 1019-1022, Oct 1991.

HE, F. J. *et al.* Effect of modest salt reduction on skin capillary rarefaction in white, black, and Asian individuals with mild hypertension. *Hypertonie*, v. 56, n. 2, S. 253-259, Aug 2010.

HELLSTROM, A. *et al.* Abnormale Gefäßmorphologie der Netzhaut bei jungen Erwachsenen nach intrauteriner Wachstumsbeschränkung. *Pediatrics*, v. 113, n. 2, p. e77-e80, Feb 2004.

HELLSTROM, A. et al Abnorme Netzhautvaskularisation bei Frühgeborenen als allgemeines vaskuläres Phänomen. *Lancet*, V. 352, Nr. 9143, S. 1827-Dez 1998.

HERSHKOVITZ, R. et al Fetal cerebral blood flow redistribution in late gestation: identification of compromise in small fetuses with normal umbilical artery Doppler. *Ultraschall Geburtshilfe Gynäkologie*, V. 15, Nr. 3, S. 209-212, März 2000.

HINCHLIFFE, S. A. *et al.* The effect of intrauterine growth retardation on the development of renal nephrons. *Br.J.Obstet.Gynaecol.*, v. 99, n. 4, S. 296-301, Apr 1992.

HOENIG, M. R. et al Das kardiale Mikrogefäßsystem bei Bluthochdruck, kardialer Hypertrophie und diastolischer Herzinsuffizienz. *Curr.Vasc.Pharmacol.*, v. 6, n. 4, p. 292300, Oct 2008.

HOFFMAN, M. L. *et al.* Abnormaler Folsäurestoffwechsel als Risikofaktor für einen Ersttrimester-Spontanabort. *J.Reprod.Med.*, v. 53, n. 3, p. 207-212, Mar 2008.

HOLEMANS, K. *et al* Mütterliche Nahrungsbeschränkung in der zweiten Hälfte der Schwangerschaft beeinflusst die Gefäßfunktion, aber nicht den Blutdruck der weiblichen Nachkommen von Ratten. *Br.J.Nutr.*, v. 81, n. 1, S. 73-79, Jan 1999.

HOLMES, M. C. *et al* Die Mutter oder der Fötus? 11beta-Hydroxysteroid-Dehydrogenase-Typ-2-Null-Mäuse liefern Beweise für eine direkte fötale Programmierung des Verhaltens durch endogene Glukokortikoide. *J. Neurosci.*, v. 26, n. 14, S. 3840-3844, Apr 2006.

HOSTETTER, T. H. *et al* Hyperfiltration in Restnephronen: eine potentiell nachteilige Reaktion auf die Nierenablation. *Am.J.Physiol*, v. 241, n. 1, p. F85-F93, Jul 1981.

HOY, W. E. *et al.* Eine stereologische Studie über die Anzahl und das Volumen der Glomerula: vorläufige Ergebnisse einer multirassischen Studie von Nieren bei der Autopsie. *Kidney Int. Suppl*, 83, S. S31-S37, Feb 2003.

HRACSKO, Z. *et al.* Endotheliale Stickoxid-Synthase ist in der Nabelschnur bei Schwangerschaften mit intrauteriner Wachstumsretardierung hochreguliert. *In Vivo*, v. 23, n. 5, S. 727-732, Sep 2009.

HUMAR, R. *et al* Angiogenese und Bluthochdruck: ein Update. *J.Hum.Hypertens.*, v. 23, n. 12, p. 773-782, Dec 2009.

INGELFINGER, J. R. Is microanatomy destiny? *N.Engl.J.Med.*, v. 348, n. 2, S. 99-100, Jan 2003.

IRAOLA, A. et al. Vorhersage ungünstiger perinataler Ergebnisse zum Zeitpunkt der Geburt bei Föten im kleinen Gestationsalter: Vergleich von Wachstumsgeschwindigkeit und individueller Beurteilung. *J. Perinat.Med.*, v. 36, n. 6, p. 531-535, 2008.

JABLONKA, E.;LAMB, M. J. The changing concept of epigenetics. *Ann.N.Y.Acad.Sci.*, v. 981, n. 82-96, Dec 2002.

JAMES, S. A. Rassische und ethnische Unterschiede bei der Säuglingssterblichkeit und niedrigem Geburtsgewicht. A psychosocial critique. *Ann. Epidemiol.* v. 3, n. 2, p. 130-136, Mar 1993.

JENSEN, B. L. Reduced nephron number, renal development and 'programming' of adult hypertension. *J.Hypertens.*, v. 22, n. 11, p. 2065-2066, Nov 2004.

JOBE, A. H. "Wunder"-Neugeborene mit extrem niedrigem Geburtsgewicht: Beispiele für entwicklungsbedingte Plastizität. *Obstet.Gynecol.*, v. 116, n. 5, p. 1184-1190, Nov 2010.

JOFFE, B.;ZIMMET, P. The thrifty genotype in type 2 diabetes: an unfinished symphony moving to its finale? *Endocrine*, v. 9, n. 2, S. 139-141, Oct 1998.

JOVANOVIC, J. et al Die Epigenetik von Brustkrebs. *Mol.Oncol.*, v. 4, n. 3, S. 242254, Jun 2010.

KANAKA-GANTENBEIN, C. Fötale Ursprünge des Altersdiabetes. *Ann.N.Y.Acad.Sci.*, v. 1205, n. 99-105, Sep 2010.

KARADAG, A. et al Auswirkung einer mütterlichen Nahrungsbeschränkung auf das Lipiddifferenzierungsprogramm der fötalen Rattenlunge. *Pediatr.Pulmonol.*, v. 44, n. 7, S. 635-644, Jul 2009.

KARAMESSINIS, P. M. et al. Markierte Defekte in der Expression und Glykosylierung von alpha2-HS-Glykoprotein/Fetuin-A im Plasma von Neugeborenen mit intrauteriner Wachstumsrestriktion: Proteomics-Screening und potenzielle klinische Implikationen. *Mol.Cell Proteomics*, v. 7, n. 3, S. 591-599, März 2008.

KELLER, G. et al Nephronzahl bei Patienten mit primärer Hypertonie. *N.Engl.J.Med.*, v. 348, n. 2, S. 101-108, Jan 2003.

KELLY, T. L.;TRASLER, J. M. Reproduktive Epigenetik. *Clin.Genet.*, v. 65, n. 4, p. 247-260, Apr 2004.

KHAN, I. Y. et al. Geschlechtsspezifischer Bluthochdruck bei Nachkommen von mit Schmalz gefütterten trächtigen Ratten. *Hypertonie*, V. 41, Nr. 1, S. 168-175, Jan 2003.

KHORRAM, O. et al Mütterliche Unterernährung hemmt die Angiogenese bei den Nachkommen: ein möglicher Mechanismus für programmierten Bluthochdruck. *Am.J.Physiol Regul.Integr.Comp Physiol*, v. 293, n. 2, p. R745-R753, Aug 2007.

KHORRAM, O. et al. Nutrient restriction in utero induziert den Umbau der extrazellulären Matrix der Gefäße in den Nachkommen von Ratten. *Reprod.Sci.*, v. 14, n. 1, S. 73-80, Jan 2007.

KINGDOM, J. C. et al. Intrauterine Wachstumsrestriktion ist mit einer anhaltenden juxtamedullären Expression von Renin in der fetalen Niere verbunden. *Kidney Int.*, V. 55, Nr. 2, S. 424-429, Feb 1999.

KISTNER, A. et al. Niedriges Schwangerschaftsalter in Verbindung mit abnormaler Netzhautvaskularisierung und erhöhtem Blutdruck bei erwachsenen Frauen. *Pediatr.Res.*, v. 51, n. 6, p. 675-680, Jun 2002.

KOLEGANOVA, N. et al Pränatale Ursachen von Nierenerkrankungen. *Blutreinigung*, V. 27, Nr. 1, S. 48-52, 2009.

KOSEKI, C. et al Apoptose in der metanephrischen Entwicklung. *J. Cell Biol.*, v. 119, n. 5, p. 1327-1333, Dec 1992.

KRAMER, M. S. Determinanten von niedrigem Geburtsgewicht: methodische Bewertung und Meta-Analyse. *Bull.World Health Organ*, v. 65, n. 5, S. 663-737, 1987.

LACKLAND, D. T. et al Niedriges Geburtsgewicht als Risikofaktor für Bluthochdruck. *J.Clin.Hypertens.(Greenwich.)*, v. 5, n. 2, p. 133-136, Mar 2003.

LAMIREAU, D. et al. Veränderte Gefäßfunktion bei fötaler Programmierung von Bluthochdruck. *Stroke*, v. 33, n. 12, p. 2992-2998, Dec 2002.

LANDER, E. S. et al. Erste Sequenzierung und Analyse des menschlichen Genoms. *Nature*, v. 409, n. 6822, S. 860-921, Feb 2001.

LANGLEY-EVANS, S.;JACKSON, A. Intrauterine Programmierung des Bluthochdrucks: Wechselwirkungen zwischen Nährstoffen und Hormonen. *Nutr. Rev.*, V. 54, Nr. 6, S. 163-169, Juni 1996.

LANGLEY-EVANS, S. C. et al Intrauterine Programmierung des Bluthochdrucks: die Rolle des Renin-Angiotensin-Systems. *Biochem.Soc.Trans.*, v. 27, n. 2, S. 88-93, Feb 1999.

LAUGHON, S. K. et al Harnsäurekonzentrationen sind mit Insulinresistenz und Geburtsgewicht bei normotensiven schwangeren Frauen verbunden. *Am.J.Obstet.Gynecol.*, v. 201, n. 6, p. 582-586, Dec 2009.

LAUNER, L. J. et al Zusammenhang zwischen Geburtsgewicht und Blutdruck: Längsschnittstudie an Säuglingen und Kindern. *BMJ*, v. 307, n. 6917, p. 1451-1454, Dec 1993.

LAW, C. M. et al Fötales, Säuglings- und Kinderwachstum und Blutdruck im Erwachsenenalter: eine Längsschnittstudie von der Geburt bis zum Alter von 22 Jahren. *Circulation*, v. 105, n. 9, p. 1088-1092, Mar 2002.

LAWES, C. M. et al. Globale Belastung durch blutdruckbedingte Krankheiten, 2001. *Lancet*, v.

371, n. 9623, S. 1513-1518, Mai 2008.

LE NOBLE, F. A. et al Angiogenese und Bluthochdruck. J.Hypertens., v. 16, n. 11, p. 1563-1572, Nov 1998.

LEE, P. A. et al International Small for Gestational Age Advisory Board consensus development conference statement: management of short children born small for gestational age, April 24-October 1, 2001. Pediatrics, v. 111, n. 6 Pt 1, S. 1253-1261, Jun 2003.

LEE, T. M.;ZUCKER, I. Vole infant development is influenced perinatally by maternal photoperiodic history. Am.J.Physiol, v. 255, n. 5 Pt 2, p. R831-R838, Nov 1988.

LEESON, C. P. et al. Auswirkungen von niedrigem Geburtsgewicht und kardiovaskulären Risikofaktoren auf die Endothelfunktion im frühen Erwachsenenalter. Circulation, v. 103, n. 9, p. 1264-1268, Mar 2001.

LEFFELAAR, E. R. et al Maternal early pregnancy vitamin D status in relation to foetal and neonatal growth: results of the multi-ethnic Amsterdam Born Children and their Development cohort. Br.J.Nutr., v. 104, n. 1, p. 108-117, Jul 2010.

LEV-RAN, A. Menschliche Fettleibigkeit: ein evolutionärer Ansatz zum Verständnis unserer dicken Taille. Diabetes Metab Res. Rev., v. 17, n. 5, S. 347-362, Sep 2001.

LEWONTIN, R. Die dreifache Helix. 69-105, 2000.

LEY, D. et al. Aorta-Gefäßwandeigenschaften und Blutdruck bei Kindern mit intrauteriner Wachstumsretardierung und abnormalem fötalem Aortendurchfluss. Acta Paediatr., v. 86, n. 3, p. 299-305, Mar 1997.

LIGI, I. et al. Säuglinge mit niedrigem Geburtsgewicht und die Entwicklungsprogrammierung von Bluthochdruck: ein Fokus auf vaskuläre Faktoren. Semin.Perinatol., v. 34, n. 3, p. 188192, Jun 2010.

LING, C.;GROOP, L. Epigenetik: eine molekulare Verbindung zwischen Umweltfaktoren und Typ-2-Diabetes. Diabetes, v. 58, n. 12, S. 2718-2725, Dec 2009.

LUBCHENCO, L. O. Assessment of gestational age and development of birth. Pediatr.Clin.North Am., v. 17, n. 1, p. 125-145, Feb 1970.

LUBCHENCO, L. O. et al. INTRAUTERINISCHES WACHSTUM, ABGESCHÄTZT AUS DATEN ZUM GEBURTSGEWICHT BEI LEBENDGEBORENEN MIT 24 BIS 42 WÖCHEN DER GESTATION. Pediatrics, v. 32, n. 793-800, Nov 1963.

LUCAS, A. Programmierung durch frühe Ernährung: ein experimenteller Ansatz. J. Nutr., v. 128, n. 2 Suppl, p. 401S-406S, Feb 1998.

LUO, Z. C. et al. Auf der Suche nach den Ursprüngen der "fötalen Ursprünge" von Krankheiten im Erwachsenenalter: Programmierung durch oxidativen Stress? Med.Hypotheses, v. 66, n. 1, S. 38-

44, 2006.

LURBE, E. et al. Das Geburtsgewicht wirkt sich auf die Wellenreflexion bei Kindern und Heranwachsenden aus. *Hypertonie*, V. 41, Nr. 3 Teil 2, S. 646-650, März 2003.

LUYCKX, V. A.;BRENNER, B. M. Low birth weight, nephron number, and kidney disease. *Kidney Int. Suppl*, 97, S. S68-S77, Aug 2005.

MACKENZIE, H. S.;BRENNER, B. M. Weniger Nephrone bei der Geburt: ein fehlendes Glied in der Ätiologie der essentiellen Hypertonie? *Am.J.Kidney Dis.*, v. 26, n. 1, S. 91-98, Jul 1995.

MANALICH, R. et al Beziehung zwischen dem Geburtsgewicht und der Anzahl und Größe der Nierenglomeruli beim Menschen: eine histomorphometrische Studie. *Kidney Int.*, v. 58, n. 2, p. 770-773, Aug 2000.

MANNING, J. et al. Hochregulierung von BSC1 und TSC in der Niere bei vorgeburtlich programmiertem Bluthochdruck. *Am.J.Physiol Renal Physiol*, v. 283, n. 1, p. F202-F206, Jul 2002.

MARCONDES, E. [Die Verwendung von Wachstumskurven in der Kinderbetreuung]. *Rev.Hosp.Clin.Fac.Med.Sao Paulo*, v. 42, n. 5, p. 218-221, Sep 1987.

MARTIN, H. et al. Beeinträchtigte Acetylcholin-induzierte Gefäßentspannung bei Säuglingen mit niedrigem Geburtsgewicht: Auswirkungen auf Bluthochdruck bei Erwachsenen? *Pediatr.Res.*, v. 47, n. 4 Pt 1, S. 457-462, Apr 2000a.

MARTIN, H. et al. Beeinträchtigte Endothelfunktion und erhöhte Karotissteifigkeit bei 9 Jahre alten Kindern mit niedrigem Geburtsgewicht. *Circulation*, v. 102, n. 22, S. 2739-2744, Nov 2000b.

MARTYN, C. N.;GREENWALD, S. E. Impaired synthesis of elastin in walls of aorta and large conduit arteries during early development as an initiating event in pathogenesis of systemic hypertension. *Lancet*, v. 350, n. 9082, S. 953-955, Sep 1997.

MCARDLE, H. J. et al Fetal programming: causes and consequences as revealed by studies of dietary manipulation in rats -- a review. *Plazenta*, v. 27 Suppl A, n. S56-S60, Apr 2006.

MCCANCE, D. R. et al Geburtsgewicht und nicht insulinabhängiger Diabetes: sparsamer Genotyp, sparsamer Phänotyp oder Genotyp des überlebenden kleinen Babys? *BMJ*, v. 308, n. 6934, S. 942-945, Apr 1994.

MCCAUSLAND, J. E. et al. Glomeruläre Anzahl und Größe nach chronischer Angiotensin-II-Blockade bei der postnatalen Ratte, *Exp. Nephrol*, v. 5, n. 3, S. 201-209, Mai 1997.

MCCOWAN, L. M. et al. Umbilical artery Doppler studies in small for gestational age babies reflect disease severity. *BJOG*, v. 107, n. 7, p. 916-925, Jul 2000.

MCMILLEN, I. C.;ROBINSON, J. S. Developmental origins of the metabolic syndrome: prediction, plasticity, and programming. *Physiol Rev.*, v. 85, n. 2, S. 571-633, Apr 2005.

MEANEY, M. J. et al Epigenetische Mechanismen der perinatalen Programmierung von Hypothalamus-Hypophysen-Nebennierenfunktion und Gesundheit. Trends Mol.Med., v. 13, n. 7, S. 269-277, Jul 2007.

MEAUME, S. et al Aortale Pulswellengeschwindigkeit als Marker für kardiovaskuläre Erkrankungen bei Personen über 70 Jahren. J. Hypertens, v. 19, n. 5, p. 871-877, Mai 2001.

MERLET-BENICHOU, C. Einfluss der fötalen Umgebung auf die Nierenentwicklung. Int.J.Dev.Biol., v. 43, n. 5, p. 453-456, 1999.

MERLET-BENICHOU, C. et al Fötale Nephronmasse: ihre Kontrolle und ihr Defizit. Adv.Nephrol.Necker Hosp., v. 26, n. 19-45, 1997.

MIZUTANI, K. et al Kynureninase ist ein neues Kandidatengen für Bluthochdruck bei spontan hypertensiven Ratten. Hypertens.Res., v. 25, n. 1, S. 135-140, Jan 2002.

MONGELLI, M. et al. Ein für eine australische Bevölkerung entwickelter, maßgeschneiderter Geburtsgewichts-Zentilen-Rechner. Aust.N.Z.J.Obstet.Gynaecol., v. 47, n. 2, p. 128-131, Apr 2007.

MORRISON, J. et al. Der Einfluss von Größe und Gewicht des Vaters auf das Geburtsgewicht. Aust.N.Z.J.Obstet.Gynaecol., v. 31, n. 2, S. 114-116, Mai 1991.

MORRISON, J. L. et al Fetal growth restriction, catch-up growth and the early origins of insulin resistance and visceral obesity. Paediatr.Nephrol., v. 25, n. 4, p. 669677, Apr 2010.

NEEL, J. V. Diabetes mellitus: ein "sparsamer" Genotyp, der durch den "Fortschritt" geschädigt wird? Am.J.Hum.Genet., v. 14, n. 353-362, Dec 1962.

NIKKILA, A. et al Fötales Wachstum und angeborene Fehlbildungen. Ultraschall Geburtshilfe Gynäkologie, V. 29, Nr. 3, S. 289-295, März 2007.

NOON, J. P. et al. Beeinträchtigte mikrovaskuläre Dilatation und Kapillarverdünnung bei jungen Erwachsenen mit einer Veranlagung zu Bluthochdruck. J.Clin.Invest, v. 99, n. 8, p. 1873-1879, Apr 1997.

NUYT, A. M. Mechanisms underlying developmental programming of elevated blood pressure and vascular dysfunction: evidence from human studies and experimental animal models. Clin.Sci.(Lond), v. 114, n. 1, S. 1-17, Jan 2008.

O'REGAN, D. et al Glucocorticoid programming of pituitary-adrenal function: mechanisms and physiological consequences. Semin.Neonatol., v. 6, n. 4, p. 319-329, Aug 2001.

OJEDA, N. B. et al. Developmental programming of hypertension: insight from animal models of nutritional manipulation. Hypertonie, V. 52, Nr. 1, S. 44-50, Juli 2008.

OJEDA, N. B. et al Östrogen schützt vor erhöhtem Blutdruck bei postpubertären weiblichen Nachkommen mit Wachstumsbeschränkung. Hypertension, v. 50, n. 4, S. 679-685, Oct 2007a.

OJEDA, N. B. *et al* Testosteron trägt zu einer deutlichen Erhöhung des mittleren arteriellen Drucks bei erwachsenen männlichen Nachkommen mit intrauteriner Wachstumsbeschränkung bei. *Am.J.Physiol Regul.Integr.Comp Physiol*, v. 292, n. 2, p. R758-R763, Feb 2007b.

OLSEN, I. E. *et al* New intrauterine growth curves based on United States data. *Pediatrics*, v. 125, n. 2, p. e214-e224, Feb 2010.

OREN, A. *et al.* Gestationsalter und Geburtsgewicht im Zusammenhang mit der Aortensteifigkeit bei gesunden jungen Erwachsenen: zwei verschiedene Mechanismen? *Am.J.Hypertens.*, v. 16, n. 1, p. 7679, Jan 2003.

ORNOY, A.;ERGAZ, Z. Alkoholmissbrauch bei schwangeren Frauen: Auswirkungen auf den Fötus und das Neugeborene, Wirkungsweise und mütterliche Behandlung. *Int.J.Environ.Res.Public Health*, v. 7, n. 2, p. 364-379, Feb 2010.

OYAMA, K. *et al* Einzelne Nabelarterienligatur-induzierte fötale Wachstumsretardierung: Auswirkung auf die postnatale Anpassung. *Am.J.Physiol*, v. 263, n. 3 Pt 1, p. E575-E583, Sep 1992.

PHILLIPS, D. I. *et al* Erhöhte Plasmakortisolkonzentrationen: ein Zusammenhang zwischen niedrigem Geburtsgewicht und dem Insulinresistenzsyndrom? *J.Clin.Endocrinol.Metab*, v. 83, n. 3, p. 757-760, Mar 1998.

PLADYS, P. *et al* Rolle von Angiotensin II im Gehirn und in der Peripherie bei Bluthochdruck und verändertem arteriellen Baroreflex, der während des fötalen Lebens der Ratte programmiert wird. *Pediatr.Res.*, v. 55, n. 6, p. 1042-1049, Jun 2004.

PLADYS, P. *et al.* Mikrovaskuläre Rarefizierung und verringerte Angiogenese bei Ratten mit fetaler Programmierung von Bluthochdruck in Verbindung mit einer eiweißarmen Ernährung in utero. *Am.J.Physiol Regul.Integr.Comp Physiol*, v. 289, n. 6, p. R1580- R1588, Dec 2005.

PLANK, C. *et al.* Intrauterine Wachstumsverzögerung verschlimmert den Verlauf einer akuten mesangioproliferativen Glomerulonephritis bei der Ratte. *Kidney Int.*, v. 70, n. 11, p. 1974-1982, Dec 2006.

RAATIKAINEN, K. *et al.* Die Ehe schützt immer noch die Schwangerschaft. *BJOG*, v. 112, n. 10, p. 1411-1416, Oct 2005.

RASCH, R. *et al* Die Rolle des RAS bei der Programmierung des Bluthochdrucks bei Erwachsenen. *Acta Physiol Scand*, v. 181, n. 4, S. 537-542, Aug 2004.

RAVELLI, A. C. *et al.* Glukosetoleranz bei Erwachsenen nach pränataler Hungersnot. *Lancet*, v. 351, n. 9097, S. 173-177, Jan 1998.

REYNOLDS, R. M. Corticosteroid-vermittelte Programmierung und die Pathogenese von Fettleibigkeit und Diabetes. *J.Steroid Biochem.Mol.Biol.*, v. 122, n. 1-3, S. 3-9, Oct 2010.

ROBERTS, J. M. et al Harnsäure ist bei der Identifizierung des fetalen Risikos bei Frauen mit Schwangerschaftshypertonie ebenso wichtig wie Proteinurie. *Hypertonie*, V. 46, Nr. 6, S. 1263-1269, Dezember 2005.

RONDO, P. H. et al. Mütterlicher psychologischer Stress und Stress als Prädiktoren für niedriges Geburtsgewicht, Frühgeburtlichkeit und intrauterine Wachstumsverzögerung. *Eur.J.Clin.Nutr.*, v. 57, n. 2, S. 266-272, Feb 2003.

ROSEBOOM, T. J. et al Auswirkungen der pränatalen Exposition gegenüber der holländischen Hungersnot auf Krankheiten im späteren Leben: ein Überblick. *Mol.Cell Endocrinol.*, v. 185, n. 1-2, S. 93-98, Dez 2001.

ROSENBERG, A. Das Neugeborene mit IUGR. *Semin.Perinatol.*, v. 32, n. 3, p. 219-224, Jun 2008.

SARUTA, T. Mechanismus der glucocorticoid-induzierten Hypertonie. *Hypertens.Res.*, v. 19, n. 1, p. 1-8, Mar 1996.

SAUGSTAD, L. F. From genetics to epigenetics. *Nutr.Health*, v. 18, n. 3, S. 285-300, 2006.

SAWABE, M. Vaskuläre Alterung: vom molekularen Mechanismus zur klinischen Bedeutung. *Geriatr.Gerontol.Int.*, v. 10 Suppl 1, n. S213-S220, Jul 2010.

SCHREUDER, M. F.;NAUTA, J. Pränatale Programmierung von Nephronzahl und Blutdruck. *Kidney Int.*, v. 72, n. 3, p. 265-268, Aug 2007.

SCHULZ, C. et al Vitamin A- und Beta-Carotin-Versorgung von Frauen mit Zwillingsgeburten oder kurzen Geburtsintervallen: eine Pilotstudie. *Eur.J.Nutr.*, v. 46, n. 1, p. 12-20, Feb 2007.

SCHWITZGEBEL, V. M. et al. Modelling intrauterine Wachstumsretardierung bei Nagetieren: Auswirkungen auf die Entwicklung der Bauchspeicheldrüse und die Glukosehomöostase. *Mol.Cell Endocrinol.*, v. 304, n. 1-2, S. 78-83, Mai 2009.

SHEN, Q. et al. A comparative proteomic study of nephrogenesis in intrauterine growth restriction. *Paediatr.Nephrol.*, v. 25, n. 6, p. 1063-1072, Jun 2010.

SIBLEY, C. P. et al Review: Adaptation in placental nutrient supply to meet fetal growth demand: implications for programming. *Placenta*, v. 31 Suppl, n. S70- S74, Mar 2010.

SINGHAL, A.;LUCAS, A. Early origins of cardiovascular disease: is there a unifying hypothesis? *Lancet*, v. 363, n. 9421, S. 1642-1645, Mai 2004.

SKILTON, M. R. et al Aortenwanddicke bei Neugeborenen mit intrauteriner Wachstumsrestriktion. *Lancet*, v. 365, n. 9469, S. 1484-1486, Apr 2005.

STAESSEN, J. A. et al. Essentielle Hypertonie. *Lancet*, v. 361, n. 9369, S. 1629-1641, Mai 2003.

TANNIRANDORN, Y. et al Plasma-Renin-Aktivität bei fötalen Erkrankungen. *J. Perinat.Med.*, v.

18, n. 3, p. 229-231, 1990.

TAUZIN, L. et al Merkmale der arteriellen Steifigkeit bei Frühgeborenen mit sehr niedrigem Geburtsgewicht. Pediatr.Res., v. 60, n. 5, S. 592-596, Nov 2006.

TAYLOR, S. J. et al Größe bei der Geburt und Blutdruck: Querschnittsstudie bei 8-11jährigen Kindern. BMJ, v. 314, n. 7079, S. 475-480, Feb 1997.

THOMAS, R.;KASKEL, F. J. It's not over till the last glomerulus forms. Kidney Int., v. 76, n. 4, p. 361-363, Aug 2009.

THOMPSON, R. F. et al. Experimentelle intrauterine Wachstumsbeschränkung induziert Veränderungen in der DNA-Methylierung und Genexpression in Pankreasinseln von Ratten. J. Biol. Chem., v. 285, n. 20, S. 15111-15118, Mai 2010.

THORNBURG, K. L. et al Review: The placenta is a programming agent for cardiovascular disease. Placenta, v. 31 Suppl, n. S54-S59, Mar 2010.

TRICHE, E. W.;HOSSAIN, N. Environmental factors implicated in the causation of adverse pregnancy outcome. Semin.Perinatol., v. 31, n. 4, p. 240-242, Aug 2007.

TURUNEN, M. P. et al. Epigenetik und Atherosklerose. Biochim.Biophys.Acta, v. 1790, n. 9, S. 886-891, Sep 2009.

VAN, D., V et al Epigenetik: eine Herausforderung für Genetik, Evolution und Entwicklung? Ann.N.Y.Acad.Sci., v. 981, n. 1-6, Dec 2002.

VARMUZA, S. Epigenetics and the renaissance of heresy. Genom, v. 46, n. 6, S. 963967, Dez 2003.

VARVARIGOU, A. A. Intrauterine Wachstumsrestriktion als potenzieller Risikofaktor für das Auftreten von Krankheiten im Erwachsenenalter. J.Pediatr.Endocrinol.Metab, v. 23, n. 3, p. 215-224, Mar 2010.

VENTER, J. C. et al. Die Sequenz des menschlichen Genoms. Science, v. 291, n. 5507, S. 1304-1351, Feb 2001.

VERKAUSKIENE, R. et al. Geburtsgewicht und langfristige Stoffwechselergebnisse: Spielt die Definition von Kleinwuchs eine Rolle? Horm.Res., v. 70, n. 5, S. 309-315, 2008.

VERSARI, D. et al Endothel-abhängige Kontraktionen und endotheliale Dysfunktion bei Bluthochdruck beim Menschen. Br.J.Pharmacol., v. 157, n. 4, S. 527-536, Jun 2009.

VILLENEUVE, L. M.;NATARAJAN, R. The role of epigenetics in the pathology of diabetic complications. Am.J.Physiol Renal Physiol, v. 299, n. 1, p. F14-F25, Jul 2010.

WANG, J. et al Intrauterine Wachstumsbeschränkung beeinflusst die Proteome des Dünndarms, der Leber und der Skelettmuskulatur bei neugeborenen Schweinen. J. Nutr., v. 138, n. 1, S. 6066,

Jan 2008.

WANG, X. et al Zeitliche Proteomanalyse zeigt kontinuierliche Beeinträchtigung der Darmentwicklung bei neugeborenen Ferkeln mit intrauteriner Wachstumsrestriktion. J.Proteome.Res., v. 9, n. 2, p. 924-935, Feb 2010.

WELHAM, S. J. et al Proteinrestriktion in der Schwangerschaft ist mit erhöhter Apoptose mesenchymaler Zellen zu Beginn der Metanephrogenese der Ratte verbunden. Kidney Int., V. 61, Nr. 4, S. 1231-1242, Apr 2002.

WELLS, J. C.;COLE, T. J. Birth weight and environmental heat load: a between- population analysis. Am.J.Phys.Anthropol., v. 119, n. 3, S. 276-282, Nov 2002.

WEST-EBERHARD M.J. Entwicklungsplastizität und Evolution. 2003.

WILCOX, A. J. On the importance--and the unimportance--of birthweight. Int. J. Epidemiol. v. 30, n. 6, S. 1233-1241, Dez 2001.

WILLIAMS, D. R. et al. Gestörte Glukosetoleranz und Körpergröße. BMJ, v. 303, n. 6810, S. 1134- Nov 1991.

WILLIAMS, R. L. et al. Fetal growth and perinatal viability in California. Obstet.Gynecol., v. 59, n. 5, p. 624-632, Mai 1982.

WILLIAMS, S. J. et al Auswirkungen von mütterlicher Hypoxie oder Nährstoffrestriktion während der Schwangerschaft auf die Endothelfunktion bei erwachsenen männlichen Rattennachkommen. J. Physiol, v. 565, n. Pt 1, S. 125-135, Mai 2005.

WINDHAM, G. C. et al. Pränatale aktive oder passive Tabakrauchexposition und das Risiko einer Frühgeburt oder eines niedrigen Geburtsgewichts. Epidemiologie, v. 11, n. 4, S. 427433, Jul 2000.

WLODEK, M. E. et al Wachstumsbeschränkung vor oder nach der Geburt reduziert die Anzahl der Nephrone und erhöht den Blutdruck bei männlichen Ratten. Kidney Int., v. 74, n. 2, S. 187-195, Jul 2008.

WOELK, G. B. Ist niedriges Geburtsgewicht ein Risikofaktor für Bluthochdruck im Erwachsenenalter? Eine Literaturübersicht mit besonderem Bezug zu Afrika. S.Afr.Med.J., v. 85, n. 12 Pt 2, p. 1348-3, Dec 1995.

WONG, W. T. et al Endothelial dysfunction: the common consequence in diabetes and hypertension. J. Cardiovasc. Pharmacol., v. 55, n. 4, S. 300-307, Apr 2010.

WOODS, L. L. Fötale Ursprünge des Bluthochdrucks im Erwachsenenalter: ein renaler Mechanismus? Curr.Opin.Nephrol.Hypertens., v. 9, n. 4, S. 419-425, Jul 2000.

WOODS, L. L. et al. Eine bescheidene mütterliche Proteinrestriktion führt bei weiblichen Ratten nicht zu einer Programmierung von Bluthochdruck im Erwachsenenalter. Am.J.Physiol Regul.Integr.Comp Physiol, v. 289, n. 4, p. R1131-R1136, Oct 2005.

XITA, N.;TSATSOULIS, A. Fetal origins of the metabolic syndrome. *Ann.N.Y.Acad.Sci.*, v. 1205, n. 148-155, Sep 2010.

YAJNIK, C. Nutritional control of foetal growth. *Nutr. Rev.*, v. 64, n. 5 Pt 2, S. S50-S51, Mai 2006.

YAJNIK, C. S. *et al* Neonatale Anthropometrie: das dünne, fette indische Baby. Die Pune Maternal Nutrition Study. *Int.J.Obes.Relat.Metab Disord.*, v. 27, n. 2, p. 173180, Feb 2003.

YASMIN;O'SHAUGHNESSY, K. M. Genetics of arterial structure and function: towards new biomarkers for aortic stiffness? *Clin.Sci.(Lond)*, v. 114, n. 11, S. 661-677, Jun 2008.

YOSIPIV, I. V.;EL-DAHR, S. S. Activation of angiotensin-generating systems in the developing rat kidney. *Hypertension*, v. 27, n. 2, p. 281-286, Feb 1996.

YUEN, R. K. *et al.* DNA-Methylierungsprofile menschlicher Plazenta zeigen eine Hypomethylierung des Promotors mehrerer Gene bei früh einsetzender Präeklampsie. *Eur.J.Hum.Genet.*, v. 18, n. 9, S. 1006-1012, Sep 2010.

ZANDI-NEJAD, K. *et al* Adult hypertension and kidney disease: the role of foetal programming. *Hypertonie*, V. 47, Nr. 3, S. 502-508, März 2006.

ZHANG, J. *et al.* Unterschiede im Geburtsgewicht und Blutdruck im Alter von 7 Jahren bei Zwillingen. *Am.J.Epidemiol.*, v. 153, n. 8, p. 779-782, Apr 2001.

ZIMMERMAN, B. G.;DUNHAM, E. W. Tissue renin-angiotensin system: a site of drug action? *Annu.Rev.Pharmacol.Toxicol.*, v. 37, n. 53-69, 1997.

# KAPITEL 1 - WELCHE WACHSTUMSKRITERIEN SAGEN DIE FÖTALE PROGRAMMIERUNG BESSER VORAUS?

Ref: ADC/2010/207043 - WELCHE WACHSTUMSKRITERIEN BESSER BESTIMMEN DIE FETALE PROGRAMMIERUNG?

Sehr geehrter Herr Dr. Mattos

Ich freue mich, Ihnen mitteilen zu können, dass Ihr Manuskript mit dem Titel "WHICH GROWTH CRITERIA BETTER PREDICT FETAL PROGRAMMING?" zur Veröffentlichung als Kurzbericht in Archives of Disease in Childhood angenommen wurde.

Wir versuchen, die Online-Veröffentlichung innerhalb von 3 bis 6 Wochen nach der endgültigen Annahme zu gewährleisten (obwohl dies nicht immer möglich ist und von der Menge der zur Veröffentlichung anstehenden Manuskripte abhängt). Wir veröffentlichen online über Online First, wodurch Verzögerungen bei der Veröffentlichung vermieden werden, die entstehen, wenn man auf die Zuteilung zu einer Ausgabe wartet. Die Veröffentlichung kann in gedruckter Form erfolgen, muss aber nicht. Durch die Vorabveröffentlichung erhält das Werk Vorrang, wobei das Datum der Online-Erstveröffentlichung auf der endgültigen Druckausgabe angegeben wird (sofern diese in gedruckter Form erscheint).

Lizenz zur Veröffentlichung

Falls Sie dies noch nicht getan haben, fügen Sie bitte eine Erklärung in das Manuskript ein, die besagt, dass "der korrespondierende Autor das Recht hat, im Namen aller Autoren eine exklusive Lizenz (oder nicht-exklusive Lizenz für Regierungsangestellte) auf weltweiter Basis an die BMJ Publishing Group Ltd und ihre Lizenznehmer zu vergeben, damit dieser Artikel (falls er angenommen wird) in den Ausgaben von Archives of Disease in Childhood und allen anderen BMJPGL-Produkten veröffentlicht werden kann, um alle Nebenrechte zu nutzen, wie in unserer Lizenz http://group.bmj.com/products/journals/instructions-for-authors/licence-forms dargelegt.

Bitte fügen Sie auch eine Erklärung über konkurrierende Interessen oder einen Hinweis auf konkurrierende Interessen hinzu: Keine.

Wenn Ihr Manuskript diese Angaben nicht enthält, wird sich die Redaktion mit Ihnen in Verbindung setzen, um sicherzustellen, dass sie hinzugefügt werden.

Bitte stellen Sie außerdem sicher, dass Sie gegebenenfalls die Zustimmung des Patienten übermitteln und dass alle Abbildungen als separate Dateien im PPT- oder JPG-Format hochgeladen werden.

"http://group.bmj.com/products/journals/patient-consent-forms/consentforms/"

Nur bei Originalartikeln sollten Sie am Ende des Manuskripts zwei Abschnitte einfügen: "Was ist zu diesem Thema bereits bekannt" und "Was bringt diese Studie". Bitte beachten Sie, dass jeder

Abschnitt nicht mehr als 2 Aufzählungspunkte umfassen darf.

Gebührenfreier Link

Wir sind jetzt in der Lage, Ihnen einen TOLL FREE-Link zu Ihrem Artikel anzubieten, sobald er online veröffentlicht ist. Damit können Sie den vollständigen Text Ihres Artikels lesen und die PDF-Version des Papiers für den persönlichen und wissenschaftlichen Gebrauch herunterladen und ausdrucken (maximal 50 Kopien). Sie können diese PDF-Datei auch an Ihre Mitautoren und Kollegen weitergeben. Diese PDF-Datei ersetzt das zusätzliche Papierexemplar der Zeitschrift, das normalerweise an den korrespondierenden Autor geschickt wird. Weitere Einzelheiten finden Sie unter: http://group.bmj.com/products/journals/instructions-for-authors/licence-forms.

Presseveröffentlichungen

Bitte beachten Sie, dass die BMJPG regelmäßig Pressemitteilungen zu Artikeln/Herausgebern/Briefen aus den BMJ-Zeitschriften herausgibt. Sie könnten eine von ihnen sein.

Bei Rückfragen wenden Sie sich bitte an die Redaktion unter archdischild@bmjgroup.com

Vielen Dank für Ihre Einsendung an Archives of Disease in Childhood.

Mit freundlichen Grüßen,

Dr. Martin Ward Platt

Archive der Krankheiten im Kindesalter

Die BMJ Group ist einer der weltweit zuverlässigsten Anbieter medizinischer Informationen für Ärzte, Forscher, Mitarbeiter des Gesundheitswesens und Patienten www.bmjgroup.bmj.com. Diese E-Mail und alle Anhänge sind vertraulich. Sollten Sie diese E-Mail irrtümlich erhalten haben, löschen Sie sie bitte und benachrichtigen Sie uns bitte. Der Empfänger sollte diese E-Mail und die Anhänge auf Viren überprüfen, da die BMJ-Gruppe keine Haftung für Schäden übernimmt, die durch Viren verursacht werden. Von der BMJ-Gruppe gesendete oder empfangene E-Mails können auf Größe, Verkehr, Verteilung und Inhalt überwacht werden.

BMJ Publishing Group Limited

Eine private Gesellschaft mit beschränkter Haftung, die in England und Wales unter der Nummer 03102371 eingetragen ist.

Eingetragener Sitz: BMA House, Tavistock Square, London WC1H 9JR, UK. http://bmjgroup.bmj.comBMJ Publishing Group Limited

Eine private Gesellschaft mit beschränkter Haftung, die in England und Wales unter der Nummer 03102371 eingetragen ist.

Eingetragener Sitz: BMA House, Tavistock Square, London WC1H 9JR, UK.

http://bmjgroup.bmj.com

# WELCHE WACHSTUMSKRITERIEN SAGEN DIE PROGRAMMIERUNG DES FÖTUS BESSER VORAUS?

Sandra S. Mattos[1-2], Maria Elizabeth C. Chaves[1], Suzana Costa[1], Ana Catarina Matos Ishigami[1-2], Sarah Bezerra Rêgo[1-2], Vinicius Souto Maior[1], Rossana Severi[2], José Luiz de Lima Filho[1]

[1] **Keizo-Asami Labor für Immunpathologie - LIKA, Bundesuniversität von Pernambuco - UFPE, Brasilien**

[2] *Abteilung für mütterliche und fötale Kardiologie - UCMF, Real Hospital Português de Beneficência em Pernambuco - RHP, Brasilien*

**SCHLÜSSELWÖRTER**

Fötale Programmierung

Biochemisches Profil

Wachstumskurven

Maßgeschneiderte Kriterien für das fötale Wachstum

**KORRESPONDIERENDER AUTOR**

Sandra Mattos

Mütterlich-fötale Herzabteilung

Königlich Portugiesisches Krankenhaus

Av. Portugal 163, Recife - PE, Brasilien, 50090-900

Tel.: (55 81) 3312.155

E-Mail ssmattos@cardiol.br

**WORTZÄHLUNG**

Zusammenfassung = 150 Wörter

Text 1207 Wörter

**EINFÜHRUNG**

Ein niedriges Geburtsgewicht gilt als Kennzeichen für ein ungünstiges intrauterines Umfeld. Dieses Paradigma ist jedoch umstritten. Es ist unklar, ob die Gewichtszunahme des Fötus nicht immer durch ein ungünstiges intrauterines Umfeld beeinflusst wird oder ob die Standardkriterien das wahre Wachstumspotenzial nicht erfassen. Es wurden maßgeschneiderte Wachstumskriterien vorgeschlagen, um besser zwischen konstitutioneller Kleinwüchsigkeit und echter

Wachstumseinschränkung unterscheiden zu können. Auf der Grundlage der obigen Ausführungen stellten wir die Hypothese auf, dass maßgeschneiderte Wachstumskriterien zuverlässiger sind, um intrauterine Insulte bei SGA-Babys vorherzusagen. Daher haben wir biochemische Parameter, die zuvor mit intrauteriner Wachstumsrestriktion in Verbindung gebracht wurden, wie Stickstoffmonoxid, hs-CRP, Harnsäure, Blutfette und Proteine [2-5], sowohl bei st-SGA- als auch bei ct-SGA-Babys und ihren Müttern gemessen.

**PATIENTEN UND METHODEN**

Es wurde eine Genehmigung der Ethikkommission eingeholt, und alle Teilnehmer unterschrieben eine Einverständniserklärung. Ausschlusskriterien waren: Zwillinge, genetische Anomalien, Infektionen, Kollagenerkrankungen, mütterlicher Drogenmissbrauch, Frühgeburtlichkeit und Präeklampsie.

Zwischen August/2009 und März/2010 erfüllten 32 Neugeborene beiderlei Geschlechts, die zwischen 37 und 42 Wochen geboren wurden, die Auswahlkriterien und wurden in die Studie aufgenommen. Es handelte sich um acht st-SGA- und 24 st-AGA-Kontrollbabys. Es wurden keine st-LGA-Babys ausgewählt.

Maßgeschneiderte Wachstumskriterien wurden mit der Software GROW - Gestation Related Optimal Weight (Gestationsbezogenes Optimalgewicht) angewendet, die unter www.gestation.net verfügbar ist. Da Lateinamerika in der Software nicht enthalten ist, wurden die Perzentile des Geburtsgewichts gegen alle verfügbaren ethnischen Gruppen aufgetragen, und Mittelwerte unter 10 % und über 90 % wurden zur Klassifizierung von ct-SGA- bzw. ct-LGA-Babys verwendet.

Mütterliche und Nabelschnurblutproben wurden nach den üblichen Protokollen entnommen und aufbewahrt, und die Plazenta wurde gewogen. Zur Bestimmung der NO-Produktion wurde das DINO 250-Kit von BioAssay Systems verwendet. Die biochemischen Analysen erfolgten nach Routinelaborverfahren.

Die statistischen Unterschiede wurden mit dem nichtparametrischen Kruskal-Wallis-Test in der Software R-v.2.10.0 berechnet, die unter www.r-project.org verfügbar ist. Die Hypothesentests wurden mit einem Signifikanzniveau von 5 % ($p < 0,05$) durchgeführt. Die Werte sind mit 95 % Konfidenzintervallen angegeben.

**ERGEBNISSE**

Die mütterlichen und fötalen anthropometrischen Daten sind in Tabelle 1 aufgeführt.

Nach individuellen Kriterien wechselte ein Drittel der st-AGAs die Kategorie, fünf in die ct-SGA und drei zu ct-LGA.

Sie sind nicht nur kleiner ($p = 0,003$) und leichter ($p < 0,001$) als ihre st-AGA st-SGAs eine kleinere Plazenta ($p = 0,002$) und wurden zu einem früheren Zeitpunkt geboren.

Gestationsalter (p = 0,024). Ct-SGA-Babys waren auch kleiner (p = 0,013) und leichter (p < 0,001) als ct-AGA, wiesen aber keine Unterschiede im Schwangerschaftsalter oder der Plazentagröße auf.

Das Verhältnis des Plazentagewichts zum fetalen Gewicht unterschied sich nicht zwischen st-SGA und st-

AGA (p = 0,459), war aber zwischen ct-SGA und ct-AGA erhöht (p = 0,011). Keine Es wurden keine anthropometrischen Unterschiede zwischen ct-LGA- und ct-AGA-Babys festgestellt.

**Tabelle 1 - Anthropometrische Daten der Patienten**

| Variablen | Standard-Wachstumskriterien (st) | | | | | | Maßgeschneiderte Wachstumskriterien (ct) | | | | | | | | |
|---|---|---|---|---|---|---|---|---|---|---|---|---|---|---|---|
| | st-AGA n = 24 | | | st-SGA n = 8 | | p Wert | ct-AGA n = 16 | | | ct-SGA n = 13 | | p Wert | ct-LGA n = 3 | | p Wert |
| | Mittlere | CI (95%) | | Mittlere | CI (95%) | | Mittlere | CI (95%) | | Mittlere | CI (95%) | | Mittlere | CI (95%) | |
| Datum mütterlicherseits | | | | | | | | | | | | | | | |
| Parität | 1.1 | 0.6 | 1.6 | 2.1 | 0.0 | 4.2 | 0.62 | 1.1 | 0.5 | 1.7 | 2.0 | 0.7 | 3.3 | 0.41 | 0.0 | 0.0 | 0.0 | 0.13 |
| Alter (Jahre) | 26.3 | 23.7 | 28.9 | 25.3 | 21.2 | 29.4 | 0.70 | 26.9 | 23.7 | 30.1 | 26.4 | 23.2 | 29.6 | 0.90 | 19.6 | 17.5 | 21.7 | 0.12 |
| Ursprünglicher BMI | 25.0 | 23.5 | 26.5 | 22.6 | 21.2 | 24.0 | 0.18 | 24.9 | 23.0 | 26.8 | 24.6 | 22.7 | 26.5 | 0.97 | 21.5 | 20.4 | 22.6 | 0.09 |
| Endgültiger BMI | 30.3 | 28.7 | 31.9 | 27.1 | 25.7 | 28.5 | 0.08 | 30.1 | 28.0 | 32.2 | 29.2 | 27.4 | 31.0 | 0.73 | 27.1 | 26.1 | 28.1 | 0.29 |
| Syst Blutdruck | 113.5 | 108.0 | 119.0 | 103.8 | 94.9 | 112.7 | 0.12 | 109.4 | 103.3 | 115.5 | 110.4 | 102.8 | 118.0 | 0.74 | 123.3 | 99.7 | 146.9 | 0.18 |
| Diast BP | 75.8 | 71.6 | 80.0 | 68.8 | 61.9 | 75.7 | 0.11 | 73.4 | 68.9 | 77.9 | 71.9 | 66.3 | 77.5 | 0.75 | 86.7 | 69.4 | 104.0 | 0.10 |
| Neonatale Daten | | | | | | | | | | | | | | | | | | |
| Geschlecht | 1.5 | 1.3 | 1.7 | 1.8 | 1.4 | 2.1 | 0.16 | 1.4 | 1.1 | 1.7 | 1.7 | 1.4 | 2.0 | 0.18 | 1.3 | 0.7 | 1.9 | 0.74 |
| Gestationsalter (Tage) | 272.7 | 268.6 | 276.8 | 263.5 | 260.2 | 266.8 | 0.02 | 272.1 | 268.6 | 275.6 | 268.8 | 261.8 | 275.8 | 0.10 | 268.3 | 256.2 | 280.4 | 0.45 |
| Geburtsgewicht (g) | 3182.0 | 3024.0 | 3340.0 | 2265.0 | 2042.0 | 2488.0 | <0.001 | 3234.0 | 3063.0 | 3405.0 | 2492.0 | 2249.0 | 2735.0 | <0.001 | 3450.0 | 2960.0 | 3940.0 | 0.31 |
| Geburt BMI | 13.4 | 12.2 | 14.6 | 11.3 | 10.4 | 12.2 | <0.001 | 13.6 | 12.5 | 14.7 | 11.7 | 10.7 | 12.7 | <0.001 | 14.5 | 13.5 | 15.5 | 0.22 |
| Mutterkuchen (g) | 482.0 | 454.9 | 509.2 | 364.0 | 310.0 | 418.8 | <0.001 | 466.4 | 434.5 | 498.3 | 428.5 | 367.3 | 489.8 | 0.30 | 483.3 | 443.2 | 523.4 | 0.40 |
| Plazenta/Geburtsgewicht | 0.2 | 0.1 | 0.2 | 0.2 | 0.1 | 0.2 | 0.46 | 0.2 | 0.1 | 0.2 | 0.2 | 0.2 | 0.2 | 0.01 | 0.1 | 0.1 | 0.2 | 0.91 |

Die Tabellen 2 bis 4 enthalten eine Zusammenfassung der mütterlichen und fetalen biochemischen Profile.

Die statistische Analyse bestätigte die Unterschiede zwischen den Nitrit- und hs-CRP-Werten wie folgt: Nitratwerte st-AGA vs. st-SGA (p = 0,015) und ct-AGA vs. ct-SGA Babys (p = 0,001); und hs-CRP-Werte st-AGA vs. st-SGA (p = 0,004) und ct-AGA vs. ct-SGA (p = 0,002). Mütter von ct-SGA- (p = 0,054) und ct-LGA- (p = 0,057) Babys hatten ebenfalls erhöhte Nitratwerte.

**Tabelle 2 - Nitrite, hs-CRP und Harnsäurewerte**

| Variablen | Standard-Wachstumskriterien (st) | | | | Maßgeschneiderte Wachstumskriterien (ct) | | | | | |
|---|---|---|---|---|---|---|---|---|---|---|
| | st-AGA Mittlere n = 24 | | st-SGA Mittlere n = 8 | p Wert | ct-AGA Mittlere n = 16 | | ct-SGA Mittlere n = 13 | p Wert | ct-LGA Mittlere n = 3 | p Wert |

| | | CI (95%) | | | CI (95%) | | | | CI (95%) | | | | CI (95%) | | | CI (95%) | | |
|---|---|---|---|---|---|---|---|---|---|---|---|---|---|---|---|---|---|---|
| **Nitritwerte** | | | | | | | | | | | | | | | | | | |
| m. | 1.4 | 0.5 | 2.4 | 1.5 | 1.0 | 2.0 | 0.57 | 1.2 | 0.9 | 1.5 | 1.8 | 0.5 | 3.0 | **0.05** | 1.6 | 1.3 | 1.9 | *0.06* |
| n. | 1.4 | 0.7 | 2.0 | 1.9 | 1.5 | 2.3 | **0.01** | 1.1 | 0.7 | 1.5 | 1.9 | 1.3 | 2.5 | **<0.001** | 1.7 | 1.2 | 2.1 | *0.12* |
| **hs-CRP** | | | | | | | | | | | | | | | | | | |
| m. | 0.6 | 0.2 | 1.0 | 0.8 | 0.4 | 1.2 | 0.08 | 0.5 | 0.1 | 1.0 | 0.7 | 0.3 | 1.1 | *0.11* | 0.8 | 0.4 | 1.1 | *0.22* |
| n. | 0.1 | 0.1 | 0.2 | 0.4 | 0.0 | 0.7 | **<0.001** | 0.1 | 0.0 | 0.2 | 0.3 | 0.0 | 0.6 | **<0.001** | 0.1 | 0.1 | 0.2 | *0.50* |
| **Harnsäure** | | | | | | | | | | | | | | | | | | |
| m. | 4.1 | 3.0 | 5.2 | 4.7 | 3.8 | 5.5 | 0.12 | 4.1 | 3.2 | 4.9 | 4.1 | 3.1 | 5.1 | *0.91* | 5.8 | 4.6 | 7.0 | **0.03** |
| n. | 4.3 | 3.4 | 5.2 | 4.7 | 3.5 | 5.8 | 0.35 | 4.1 | 3.4 | 4.9 | 4.3 | 3.3 | 5.3 | *0.90* | 5.7 | 4.9 | 6.6 | **0.02** |

Nitratwerte sind in mmol/ml angegeben, hs-CRP und Harnsäure in mg/dl. M = mütterlich und N = neonatal

**Tabelle 3 - Mütterliches und neonatales Serumlipidprofil**

| Variablen | | Standard-Wachstumskriterien (st) | | | | | | Maßgeschneiderte Wachstumskriterien (ct) | | | | | | | | | |
|---|---|---|---|---|---|---|---|---|---|---|---|---|---|---|---|---|---|
| | | st-AGA n = 24 | | | st-SGA n = 8 | | p-Wert | ct-AGA n = 16 | | | ct-SGA n = 13 | | p-Wert | ct-LGA n = 3 | | | p-Wert |
| | | Mittlere | CI (95%) | | Mittlere | CI (95%) | | Mittlere | CI (95%) | | Mittlere | CI (95%) | | Mittlere | CI (95%) | | |
| Triglyceride | m. | 232.4 | 193.8 | 271.0 | 182.6 | 159.9 | 205.4 | 0.22 | 202.8 | 163.9 | 241.8 | 213.5 | 166.9 | 260.1 | *0.98* | 339.3 | 280.8 | 397.9 | **0.02** |
| | n. | 29.0 | 18.2 | 39.8 | 48.0 | 24.8 | 71.2 | **0.06** | 29.8 | 14.7 | 44.9 | 39.9 | 23.3 | 56.5 | *0.33* | 27.7 | 11.6 | 43.7 | *0.70* |
| Gesamtcholesterin | m. | 242.6 | 215.6 | 269.7 | 231.1 | 212.7 | 249.6 | 0.43 | 238.6 | 204.8 | 272.3 | 236.6 | 215.2 | 258.0 | *0.57* | 259.7 | 146.7 | 372.7 | *0.66* |
| | n. | 59.9 | 44.6 | 75.3 | 85.6 | 58.9 | 112.4 | **0.04** | 60.4 | 38.5 | 82.4 | 76.5 | 57.2 | 95.9 | **0.08** | 53.7 | 38.6 | 68.7 | *0.50* |
| HDL | m. | 60.7 | 53.8 | 67.6 | 65.0 | 55.9 | 74.2 | 0.36 | 60.1 | 51.1 | 69.2 | 63.3 | 55.4 | 71.2 | *0.42* | 64.0 | 48.2 | 79.8 | *0.54* |
| | n. | 29.3 | 24.7 | 33.9 | 34.5 | 25.8 | 43.2 | 0.12 | 29.6 | 23.1 | 36.1 | 31.9 | 25.7 | 38.0 | *0.11* | 30.7 | 22.3 | 39.0 | *0.69* |
| VLDL | m. | 45.4 | 38.2 | 52.6 | 36.6 | 32.1 | 41.2 | 0.23 | 40.6 | 32.8 | 48.4 | 40.7 | 33.4 | 48.0 | *0.90* | 68.0 | 56.2 | 79.8 | **0.02** |
| | n. | 5.8 | 3.6 | 8.0 | 9.5 | 5.0 | 14.0 | **0.05** | 5.9 | 2.8 | 9.0 | 8.0 | 4.8 | 11.2 | *0.19* | 5.7 | 2.2 | 9.1 | *0.57* |
| LDL | m. | 136.5 | 114.8 | 158.3 | 129.5 | 110.7 | 148.3 | 0.66 | 137.9 | 112.1 | 163.7 | 132.6 | 110.8 | 154.5 | *0.66* | 127.7 | 40.5 | 214.9 | *0.54* |
| | n. | 24.9 | 15.7 | 34.2 | 41.6 | 25.1 | 58.2 | **0.03** | 24.9 | 11.9 | 37.9 | 36.7 | 24.6 | 48.8 | **0.04** | 18.3 | 12.8 | 23.9 | *0.91* |

Die Harnsäurewerte waren sowohl im mütterlichen (p = 0,029) als auch im Nabelschnurblut (p = 0,019) nur in der ct-LGA-Gruppe erhöht.

Das Gesamtcholesterin und seine Fraktionen waren sowohl bei st-SGA als auch bei ct-SGA-Neugeborenen erhöht. Statistische Analysen zeigten Unterschiede zwischen der Gesamtcholesterin- (p = 0,041) und der VLDL-Fraktion (p = 0,052) bei st-AGA und st-SGA. Unterschiede in der LDL-Fraktion gab es sowohl bei st-AGA vs. st-SGA (p = 0,028) als auch bei ct-AGA vs. ct-SGA (p = 0,041). Das Verhältnis des Gesamtcholesterins zur HDL-Fraktion ist sowohl bei st-SGA (p = 0,016) als auch bei ct-SGA (p = 0,030) verringert. Mütter von ct-LGA-Babys hatten signifikant höhere Triglyzeridwerte (p = 0,019).

**Tabelle 4 - Mütterliches und neonatales Serumproteinprofil**

| Variablen | Standard-Wachstumskriterien | | | Maßgeschneiderte Wachstumskriterien | | | | |
|---|---|---|---|---|---|---|---|---|
| | Mittlere AGA | Mittlere EMS | p | Mittlere AGA | Mittlere EMS | p | Mittlere LGA | p |

| | n = 24 CI (95%) | | | n = 8 CI (95%) | | | Wert | n = 16 CI (95%) | | | n = 13 CI (95%) | | | Wert | n = 3 CI (95%) | | | Wert |
|---|---|---|---|---|---|---|---|---|---|---|---|---|---|---|---|---|---|---|
| Gesamtproteine (mg/dl) | | | | | | | | | | | | | | | | | | |
| m. | 6.3 | 6.1 | 6.5 | 6.6 | 6.0 | 7.3 | 0.29 | 6.3 | 6.1 | 6.5 | 6.5 | 6.1 | 7.0 | 0.41 | 6.1 | 5.9 | 6.2 | 0.28 |
| n. | 5.6 | 5.3 | 5.9 | 5.5 | 5.1 | 5.8 | 0.71 | 5.6 | 5.3 | 6.0 | 5.5 | 5.2 | 5.9 | 0.47 | 5.4 | 4.7 | 6.1 | 0.69 |
| Albumin % m. | 0.5 | 0.5 | 0.5 | 0.5 | 0.5 | 0.5 | *0.01* | 0.5 | 0.5 | 0.6 | 0.5 | 0.5 | 0.5 | *0.02* | 0.5 | 0.5 | 0.5 | *0.50* |
| n. | 0.6 | 0.6 | 0.6 | 0.6 | 0.6 | 0.6 | 0.38 | 0.6 | 0.6 | 0.6 | 0.6 | 0.5 | 0.6 | 0.79 | 0.6 | 0.6 | 0.6 | 0.65 |
| Alfa1-Globulin % m. | 0.1 | 0.0 | 0.1 | 0.1 | 0.1 | 0.1 | *0.01* | 0.0 | 0.0 | 0.1 | 0.1 | 0.1 | 0.1 | *0.00* | 0.1 | 0.1 | 0.1 | 0.15 |
| n. | 0.0 | 0.0 | 0.0 | 0.0 | 0.0 | 0.1 | 0.12 | 0.0 | 0.0 | 0.0 | 0.0 | 0.0 | 0.1 | 0.35 | 0.0 | 0.0 | 0.0 | 0.18 |
| Alpha2-Globulin % m. | 0.1 | 0.1 | 0.1 | 0.1 | 0.1 | 0.2 | 0.15 | 0.1 | 0.1 | 0.1 | 0.1 | 0.1 | 0.2 | *0.02* | 0.1 | 0.1 | 0.1 | 0.37 |
| n. | 0.1 | 0.1 | 0.1 | 0.1 | 0.1 | 0.1 | 0.65 | 0.1 | 0.1 | 0.1 | 0.1 | 0.1 | 0.1 | 0.28 | 0.1 | 0.1 | 0.1 | 0.18 |
| Beta-Globulin % m. | 0.1 | 0.1 | 0.1 | 0.1 | 0.1 | 0.1 | 0.81 | 0.1 | 0.1 | 0.1 | 0.1 | 0.1 | 0.2 | 0.25 | 0.1 | 0.1 | 0.2 | 0.74 |
| n. | 0.1 | 0.1 | 0.1 | 0.1 | 0.1 | 0.1 | 0.34 | 0.1 | 0.1 | 0.1 | 0.1 | 0.1 | 0.1 | 0.90 | 0.1 | 0.1 | 0.1 | 1.00 |
| Gamma-Globulin % m. | 0.2 | 0.2 | 0.2 | 0.2 | 0.2 | 0.2 | 0.31 | 0.2 | 0.2 | 0.2 | 0.2 | 0.1 | 0.2 | 0.47 | 0.2 | 0.1 | 0.2 | 0.43 |
| n. | 0.2 | 0.2 | 0.2 | 0.2 | 0.2 | 0.2 | 0.97 | 0.2 | 0.2 | 0.2 | 0.2 | 0.2 | 0.2 | 0.15 | 0.2 | 0.2 | 0.2 | 0.37 |

Bei den Müttern von st-SGA und ct-SGA wurde ein geringerer Anteil an Albumin bei gleichzeitig erhöhtem Anteil aller anderen Proteinfraktionen beobachtet. Statistische Analysen zeigten Unterschiede zwischen den Anteilen von Albumin und Alpha-1-Globulin sowohl bei st-AGA- gegenüber st-SGA- (p = 0,013 und p = 0,010) als auch bei ct-AGA- gegenüber ct-SGA-Babys (p = 0,016 und p = 0,002). Bei den Alpha-2-Globulin-Prozentsätzen wurden nur bei ct-AGA- und ct-SGA-Babys Unterschiede festgestellt (p = 0,017). Die neonatalen Proteinprofile unterschieden sich nicht zwischen den Gruppen.

## DISKUSSION

Wir haben uns für die angepassten Wachstumskriterien von Gardosi [1] entschieden, weil sie die Größe, das Gewicht, die ethnische Zugehörigkeit und die Parität der Mutter einbeziehen, Variablen, von denen bekannt ist, dass sie für 20-35 % der Schwankungen des Geburtsgewichts bei der Geburt verantwortlich sind. Die Ethnie Lateinamerika ist in der Software nicht enthalten. Da die Brasilianer das Produkt verschiedener ethnischer Hintergründe sind, haben wir das Geburtsgewicht gegen alle in der Datenbank verfügbaren ethnischen Gruppen aufgetragen und Mittelwerte verwendet.

Unerwartet wurden drei Säuglinge als ct-LGA eingestuft. Obwohl dies eine sehr geringe Zahl ist, wurden sie in der Studie belassen, weil sie als st-AGA eingeschrieben waren. Diese Säuglinge und ihre Mütter wiesen höhere Harnsäurewerte auf. Ob diese als Peroxynitrat-Fänger fungiert, um die Babys vor nitrativem Stress zu schützen, oder ob sie die Freisetzung von Stickstoffmonoxid aus den Endothelzellen beeinträchtigt und damit den oxidativen Stress weiter fördert, muss noch weiter untersucht werden [2] Interessanterweise hatten diese Mütter zu Beginn der Schwangerschaft einen niedrigeren BMI und nahmen mehr Gewicht zu als ct-SGA- oder ct-AGA-Mütter. Außerdem wiesen sie höhere Triglyceridwerte auf. In der Literatur ist dokumentiert, dass die Triglyceridkonzentration im dritten Trimester der Schwangerschaft ein stärkerer Prädiktor für das

Geburtsgewicht ist.

Diese Studie bestätigte viele biochemische Befunde, die im Zusammenhang mit einer intrauterinen Wachstumsrestriktion berichtet wurden, wie z. B. ein verändertes Lipidprofil, das Vorhandensein eines Entzündungszustandes und eine gestörte Endothelfunktion. Darüber hinaus wurde das Wissen erweitert, indem gezeigt wurde, dass Neugeborene, die nach den Standard-Wachstumskriterien als AGA eingestuft werden, aber nach individuellen Kriterien hinter ihrem tatsächlichen Wachstumspotenzial zurückbleiben, ähnliche biochemische Anomalien aufweisen, die mit einem ungünstigen intrauterinen Umfeld vereinbar sind. In der Kindheit sind diese biochemischen Anomalien prädiktiv für die Gesundheit des Erwachsenen. Wir fragen uns, welche langfristigen Auswirkungen sie haben könnten, wenn sie in einer so frühen und sensiblen Lebensphase auftreten.

Erhöhte Nitratwerte wurden sowohl bei st-AGAs als auch bei ct-AGs Babys beobachtet. Obwohl dies auf eine Gefäßerweiterung und bessere Perfusion hindeutet, wurde in einer neueren Arbeit von Hracsko u. a. [3] eine verringerte Superoxiddismutase-Aktivität bei SGAs nachgewiesen, was zu einem Anstieg von Superoxidanionen und nitrativem Stress führt.

Interessanterweise war nur bei den ct-SGA-Babys das Verhältnis zwischen Plazenta und Geburtsgewicht erhöht. Dies spiegelt wahrscheinlich den Versuch der Plazenta wider, durch Vergrößerung die Föten in einem ungünstigen intrauterinen Umfeld angemessen zu versorgen.

Es wurde vermutet, dass SGAs im Vergleich zu AGAs erhöhte viszerale Fettspeicher haben, was das Fettdepot mit der aseptischen Entzündung in Verbindung bringen und die erhöhten hs-CRP-Werte erklären würde, die sowohl bei st-SGAs als auch bei ct-SGAs gefunden wurden. [4]

Schließlich waren die Mütter von st-SGA und ct-SGA nicht klinisch unterernährt und hatten normale Gesamteiweißwerte. Allerdings wiesen sie deutlich niedrigere Albuminfraktionen auf, was mit der allgemeinen Erkenntnis übereinstimmt, dass Eiweißmangel zu Wachstumseinschränkungen führt. [5]

Zusammenfassend lässt sich sagen, dass wir ein biochemisches Profil eines ungünstigen intrauterinen Umfelds erstellt und gezeigt haben, dass maßgeschneiderte Wachstumskriterien besser geeignet sind, um zu erkennen, welche Säuglinge von diesem Risiko betroffen sind. Unsere Ergebnisse deuten auch darauf hin, dass die Auswirkungen eines solchen ungünstigen Umfelds einem Kontinuum folgen, bei dem einige Säuglinge kaum klinische Anzeichen zeigen und andere eine erhebliche Wachstumseinschränkung oder möglicherweise eine übermäßige Gewichtszunahme entwickeln.

Wir schlagen vor, dass maßgeschneiderte Wachstumskriterien in Verbindung mit der mütterlichen Biochemie als Screening-Ansatz für Personen mit einem Risiko für eine ungünstige *fetale Programmierung* verwendet werden können.

## DANKSAGUNGEN

Diese Arbeit wurde von der FACEPE (Wissenschafts- und Technologiestiftung /Pernambuco) und dem CNPq (Nationaler Forschungsrat) im Rahmen eines Promotionsprogramms bei RENORBIO (Northeast Biotechnology Network), Brasilien, unterstützt. Die Autoren möchten sich bei den zahlreichen Forschern von LIKA und UCMF für ihre Unterstützung bedanken.

## INTERESSENKONFLIKT

Keiner der Autoren hat einen Interessenkonflikt offen zu legen.

## COPYRIGHT

Der korrespondierende Autor hat das Recht, im Namen aller Autoren und

gewährt der BMJ Publishing Group Ltd und ihren Lizenznehmern im Namen aller Autoren eine weltweite Exklusivlizenz für die Veröffentlichung dieses Artikels (sofern er angenommen wird) in den Ausgaben von Archives of Disease in Childhood und allen anderen BMJPGL-Produkten, um alle Nebenrechte, wie in unserer Lizenz dargelegt, zu nutzen.

## FUNDING

Forschungszuschüsse von FACEPE und CAPES/Brasilien.

## REFERENZEN

1. Gardosi J. Neue Definition des kleinen Gestationsalters auf der Grundlage des fetalen Wachstumspotenzials. Horm Res 2006;65 Suppl 3:15-8.

2. Gersch C, Palii SP, Kim KM et al. Inaktivierung von Stickstoffmonoxid durch Harnsäure. Nucleosides Nucleic Acids 2008;27(8):967-78.

3. Hracsko Z, Hermesz E, Ferencz A et al. Endothelial nitric oxide synthase is up- regulated in the umbilical cord in pregnancies complicated with intrauterine growth retardation. In Vivo 2009;23(5):727-32.

4. Yajnik CS. Frühe Ursprünge von Insulinresistenz und Typ-2-Diabetes in Indien und anderen asiatischen Ländern. J Nutr 2004;134(1):205-10.

5. Forest JC, Masse J, Moutquin JM. Mütterlicher Hämatokrit und Albumin als Prädiktoren für intrauterine Wachstumsverzögerung und Frühgeburt. Clin Biochem 1996;29(6):563-6.

# KAPITEL 2 - SERUMPROTEOME VON GEBURTEN IM KLEINEN GESTATIONSALTER: EIN WEG ZUR FÖTALEN PROGRAMMIERUNG.

Sehr geehrter Herr Dr. Mattos,

Damit wird Ihr Beitrag für das Journal of Clinical Investigation bestätigt:

Typ: Kurzbericht

Nummer: 57778-BR-1

Titel: Serumproteome von Säuglingen im kleinen Gestationsalter: ein Weg zur fetalen Programmierung

Autoren: Sandra Mattos, Maria Elizabeth Chaves, Suzana Costa, José Luiz Lima Filho

Gebühr (US $75): Bezahlt mit Kreditkarte

Überprüfen Sie den Status Ihrer Einreichung online unter:

https://www.the-jci.org/url.php?id=711612645551bcb47639e73153cda6b9

Oder gehen Sie auf https://www.the-jci.org/manuTron.php und geben Sie die folgenden Informationen ein:

Nachname des korrespondierenden Autors: Mattos

Nummer des Manuskripts: 57778-BR-1

Wenn Sie Ihr Manuskript und die Abbildungen per Post eingereicht haben, werden diese Unterlagen nicht zurückgeschickt.

Wenn Sie Fragen haben, wenden Sie sich bitte an die JCI:

E-Mail: staff@the-jci.org

Telefon: 734-222-6050

Fax: 734-222-6058

Mit freundlichen Grüßen,

Der JCI-Stab

## *SERUMPROTEOME VON BABYS IM KLEINEN GESTATIONSALTER : EIN WEG ZUR FETALEN PROGRAMMIERUNG.*

*Sandra S. Mattos*[1-2] *, Maria Elizabeth C. Chaves*[1] *, Suzana Costa*[1] , José Luiz de Lima Filho[1]

[1] Keizo Asami Labor für Immunpathologie - LIKA, Bundesuniversität von Pernambuco - UFPE, Brasilien, UFPE, Brasilien,[2] Abteilung für mütterliche und fötale Kardiologie - UCMF, Real Hospital Português de

Wohltätigkeit in Pernambuco - RHP, Brasilien

**Laufender Fuß**

Serumproteome von Säuglingen im kleinen Gestationsalter

**Schlüsselwörter**

*Fötale Programmierung*

Serum-Proteom

Babys im kleinen Gestationsalter

Biomarker

Proteomik

**Korrespondierender Autor**

Sandra Mattos

Mütterlich-fötale Herzabteilung

Königlich Portugiesisches Krankenhaus

Av. Portugal 163, Recife - PE, Brasilien, 50090-900

Tel.: (55 81) 3312.155

E-Mail: ssmattos@cardiol.br

**Interessenkonflikt**

Keiner der Autoren hat einen Interessenkonflikt offen zu legen.

**EINFÜHRUNG**

Die Hypothese der *fetalen Programmierung* besagt, dass die mütterliche Unterernährung und andere ungünstige Bedingungen die Physiologie des Fötus bestimmen und, je nach Ähnlichkeiten oder Unterschieden in der postnatalen Umgebung, seine zukünftige Neigung zu Gesundheit oder Krankheit (BARKER, 2007b).

Auch wenn die Bedeutung von niedrigem Geburtsgewicht nach wie vor umstritten ist, wird das Konzept, dass ein ungünstiges intrauterines Umfeld die Entwicklung einer Reihe von chronischen, nicht übertragbaren Krankheiten während des gesamten Lebens begünstigt, heute allgemein akzeptiert (CHMURZYNSKA, 2010b).

Bis heute sind jedoch die Wege, die die Gebärmutter von einem schützenden Organ in eine ungünstige Umgebung verwandeln, nicht eindeutig geklärt. Epigenetische Veränderungen wie RNA-Spleißen und posttranslationale Modifikationen wurden als zugrunde liegende Mechanismen vorgeschlagen.

Die Analyse spezifischer Proteinmuster, die schon früh im Leben vorhanden sind, kann Aufschluss über die komplexen Wechselwirkungen zwischen Genen, Umwelt und Organismen geben, die letztlich die Muster für Gesundheit und Krankheit bestimmen.

Wir haben diese Studie durchgeführt, um das Serumproteom aus den Nabelschnüren von Neugeborenen zu analysieren, die klein für das Gestationsalter geboren wurden, im Vergleich zu Kontrollbabys, die für das Gestationsalter angemessen waren.

## METHODIK

**Patientinnen:** Die Daten wurden zwischen August 2009 und März 2010 in privaten und öffentlichen Geburtshäusern in Recife im Nordosten Brasiliens erhoben. Es wurde eine Genehmigung der Ethikkommission eingeholt, und alle Teilnehmerinnen unterzeichneten Einverständniserklärungen. Ausschlusskriterien waren: Zwillinge, genetische Anomalien, Symptome oder Anzeichen einer akuten oder chronischen Infektion, Kollagenerkrankungen, mütterlicher Drogenmissbrauch, Frühgeburtlichkeit und Präeklampsie. Es wurden sechs Neugeborene beiderlei Geschlechts ausgewählt, die zwischen 38 und 40 Wochen geboren wurden. Dabei handelte es sich um drei Babys, die für das Gestationsalter zu klein waren (SGA), und drei Kontrollkinder, die für das Gestationsalter angemessen waren (AGA).

**Protokoll: Das** fetale Nabelschnurblut wurde unmittelbar nach der Entbindung der Plazenta an der Nabelschnurwurzel abgenommen. Die Gerinnung wurde durch EDTA gehemmt. Die Blutproben wurden bei 2400 xg für 10 Minuten bei $4°$ C zentrifugiert und bis zur Analyse bei $-80°$ gelagert.

**Probenvorbereitung für die Proteomanalyse:** Ein Pool von drei Serumproben von SGA-Babys und ein weiterer von drei AGA-Babys wurden mit einem Albumin- und IgG-Entfernungskit von GE Healthcare - USA - gemäß den Anweisungen des Herstellers behandelt. Das erhaltene Filtrat wurde entsalzt, die Proteinkonzentration der Proben bestimmt und 500 µg Protein aus jeder Probe wurden lyophilisiert und in 7 M Harnstoff, 2 M Thioharnstoff, 4 % CHAPS, 60 mM DTT, 2 % IPG-Puffer 3-10, 0,002 % Bromphenolblau (Rehydrationspufferlösung) resuspendiert.

**Zweidimensionale Elektrophorese:** Für die isoelektrische Fokussierung wurden 500 µg von fetalen SGA- und AGA-Seren, die in Rehydrationspufferlösung re-suspendiert waren, direkt in 13 cm lange Fokalisierungsgelstreifen (Immobiline IPG-Streifen - GE Healthcare, USA) mit einem pH-Gradienten von 3 bis 10 und 13 cm lange Streifen geladen. Die Fokussierung erfolgte in einem Multiphor II (GE Healthcare, USA), der an einen thermostatischen Zirkulator (GE Healthcare, USA) angeschlossen war. Die Fokussierungsparameter waren: $1^{st}$ Schritt: 300v, 1v/h; $2^{nd}$ Schritt: 3.500v, 2,9 kv/h; $3^{rd}$ Schritt: 3.500v, 12,0 kv/h, bei 2mA konstant. Die zweite Dimension wurde in einem 10%igen Polyacrylamid-Gel nach Laemmli (LAEMMLI, 1970) mit einer konstanten Stromstärke von 30 mA für jedes der beiden Gele durchgeführt. Das verwendete Elektrophorese-System war das Hoefer SE600 (GE Healthcare, USA). Der Nachweis der in 2-DE (IEF/SDS-PAGE) aufgelösten Proteine erfolgte durch Färbung jedes Gels mit einer Lösung von Coomassie Brilliant Blue. Die

Gele wurden durch Bilddigitalisierung und die Verwendung der ImageMaster 2D Platinum Software (GE Healthcare, USA) analysiert.

**2-DE-Verdau der separierten Proteine:** Sieben ausgewählte Protein-"Spots", die sich zwischen den Gruppen deutlich unterschieden, wurden aus dem 2D-Gel extrahiert und nach der von Rabilloud beschriebenen Methode behandelt (RABILLOUD, 2000). Kurz gesagt wurden sie aus dem Gel geschnitten, mit 25 mM Ammoniumcarbonat in 50 % (v/v) Acetonitril behandelt und 10 Minuten bei Raumtemperatur inkubiert. Anschließend wurde das Material mit reinem $H_2O$ gewaschen. Nach Verwerfen des Überstandes wurde das Gel 5 Minuten lang mit Acetonitril inkubiert und in einem SpeedVac (Eppendorf Concentrator 5301, Deutschland) getrocknet. Das getrocknete Material wurde dann mit Trypsin (Trypsin Gold- Mass, Grade Porcine, Promega) in 50 mM Ammoniumcarbonat für 16 Stunden bei 30° C verdaut.

**Proteinidentifizierung mittels Massenspektrometrie und Datenanalyse:** Nach dem oben beschriebenen In-situ-Proteinverdau mit Trypsin wurden die Proben in ZipTip (Millipore) dehalinisiert. Die Peptidmassen-Fingerprint-Spektren (PMF) wurden mit einem MALDI-ToF MS (Amersham, Schweden) aufgenommen. Die erhaltenen Peaks wurden in der SwissProt-Datenbank für die Proteinsuche und -identifizierung analysiert.

## ERGEBNISSE UND DISKUSSION

Die 2D-Elektrophorese für AGA- und SGA-Babys ist in Abbildung 1 dargestellt. Wir identifizierten 143 Proteinspots bei AGA- und 128 bei SGA-Babys. Siebenundachtzig dieser Spots waren ähnlich exprimiert und stimmten in beiden Gruppen überein. Die übrigen Spots wiesen Unterschiede zwischen den Gruppen auf, aber die meisten waren zu klein, um für eine weitere Auswertung mit Trypsin behandelt zu werden.

Sieben Proteine zeigten jedoch selbst mit bloßem Auge sehr unterschiedliche Expressionsmuster zwischen den Gruppen (Abbildung 2). Es handelte sich um eine Gruppe von sechs Proteinen, die bei den AGA-Neugeborenen exprimiert wurden (Spots 60-59-64-85-92-100) und bei den SGAs fehlten oder nur minimal exprimiert wurden (Spot 117). Das siebte Protein war bei SGAs überexprimiert (Spot 108) und bei AGAs minimal exprimiert (Spot 75). Sie wurden für den Trypsin-Verdau, die MALDI-TOF-Analyse und die Proteinidentifizierung in der Schweizer Prot-Datenbank ausgewählt.

Die bei AGA-Babys identifizierte Gruppe von Proteinen war wie folgt: Kruppel-ähnlicher Faktor 10 (KLF10), Phosphotyrosin-Proteinphosphatase mit niedrigem Molekulargewicht (ACP1), epididymalspezifisches Lipocalin (LCN8), Gastrin-freisetzendes Peptid (GRP), Interferon Epsilon (IFNE) und BTB/POZ-Domäne-enthaltender Adapter für CUL3-vermitteltes RhoA-Abbauprotein 1 (BACD1). Bei dem in SGA-Babys überexprimierten Protein handelte es sich um ein WAP-Vier-Disulfid-Core-Domain-Protein 8 (WFDC8). Abbildung 3 zeigt die Peptid-Massen-Fingerprint-Spektren (PMF) in voller Länge, die mit einem MALDI-TOF MS (Amersham, Schweden) erhalten wurden, und die Proteinidentifizierung in der SwissProt-Datenbank für die sieben ausgewählten Spots.

Die in dieser Studie identifizierten Proteine bilden ein höchst interessantes Profil, da sie eindeutig einen Zusammenhang zwischen intrauteriner Wachstumsrestriktion und der Entwicklung chronischer, nicht übertragbarer Krankheiten im Erwachsenenalter herstellen.

Das auffälligste herunterregulierte Protein bei SGA-Babys war das KLF-10. Kruppel-ähnliche Proteine sind eine Familie von siebzehn Transkriptionsfaktoren, die verschiedene biologische Prozesse regulieren, darunter Proliferation, Differenzierung, Wachstum, Entwicklung, Überleben und Reaktionen auf externen Stress. (MCCONNELL und YANG, 2010) Insbesondere KLF10 ist ein Transkriptionsregulator für die Leberentwicklung und den zirkadianen Rhythmus, der von endogenen molekularen Uhren gesteuert wird, die in den meisten Körperzellen vorhanden sind. Eine veränderte Expression von KLF10 wurde mit verschiedenen menschlichen Krankheiten in Verbindung gebracht, darunter Herz-Kreislauf-, Atemwegs-, Blut-, Magen-, Stoffwechsel- und Immunsystemstörungen sowie Krebs. KLF10 wirkt geschlechtsspezifisch, z. B. beim metabolischen Syndrom bei Erwachsenen. Es vermittelt die Östrogenexpression im Knochen, was nur bei Frauen zu Osteopenie führt (BENSAMOUN, HAWSE et al., 2006). Seine Expression korreliert stark mit der volumetrischen kortikalen Knochenmineraldichte und könnte ein Weg zur späten Entwicklung von Osteoporose bei Erwachsenen mit niedrigem Geburtsgewicht sein. (FEWTRELL, WILLIAMS et al, 2009) Bei männlichen Knockout-Mäusen, *KLF10_/_*, entwickelt sich eine Herzhypertrophie, eine asymmetrische Septumhypertrophie, eine erhöhte Ventrikelgröße und Wanddicke. (RAJAMANNAN, SUBRAMANIAM et al, 2007) Myozytendisarray und Myofibroblastenfibrose wurden ebenfalls bei *KLF10_/_* beschrieben (WANG, XU et al, 2005), aber die Mechanismen, durch die KLF10 die Herzhypertrophie verhindert, sind weitgehend unbekannt. KLF10 scheint die Atherosklerose über die Aktivierung des Immunsystems zu vermitteln. Es fördert eine verstärkte C4+C25-Aktivität der T-Zellen, was zur Anhäufung von proinflammatorischen Zytokinen in der Peripherie, zu Entzündungen und Atherosklerose führt (CAO, WARA et al., 2009). Kürzlich wurde gezeigt, dass KLF10 ein von der zirkadianen Uhr gesteuerter Transkriptionsfaktor ist, der Gene reguliert, die am Glukose- und Lipidstoffwechsel in der Leber beteiligt sind. (GUILLAUMOND, GRECHEZ-CASSIAU et al, 2010) Bei niedrigem Geburtsgewicht und späterem kardiometabolischem Syndrom ist auch der hepatische Stoffwechsel von Glukose und Lipiden verändert. (BURSZTYN und ARIEL, 2006) Die Entwicklung vieler Krebsarten, insbesondere von Brustkrebs, (SORBELLO, FUSO et al., 2003) wurde mit einer veränderten KLF10-Expression in Verbindung gebracht, die als wichtiger Tumorsuppressorfaktor gilt. (HEFFERAN, REINHOLZ et al, 2000) Eine ausführliche Übersicht über die verschiedenen Beteiligungen von KLF10 an Gesundheits- und Krankheitsprozessen ist an anderer Stelle zu finden, aber zusammenfassend lässt sich sagen, dass seine veränderte Expression die Homöostase beeinträchtigt und zu vielen chronischen, nicht übertragbaren Krankheiten führt, wie Atherosklerose, Diabetes, Lungenfibrose, Leberfunktionsstörungen mit Hypertriglyceridämie,

Fettleibigkeit, Entzündungen, veränderte Immunreaktionen und Krebs.

Andere Proteine, die bei SGA-Neugeborenen nicht exprimiert werden, könnten ebenfalls an der Programmierung von Krankheiten im Erwachsenenalter beteiligt sein. Die Phosphotyrosin-Proteinphosphatase mit niedrigem Molekulargewicht (PPAC) ist Teil eines polymorphen Systems mit wichtigen immunologischen und metabolischen Funktionen. Die Hauptfunktion dieses Enzyms besteht in der Herunterregulierung von Thrombozyten-Wachstumsfaktor- und Insulinrezeptoren (CASELLI, MARZOCCHINI et al., 1998). Stickstoffoxid bewirkt seine Inaktivierung (CASELLI, CAMICI et al., 1994). Dieses Enzym ist ein Produkt des Gens ACP1, das genetisch polymorph ist, und drei gemeinsame Allele, die am entsprechenden Locus segregieren, führen zu sechs Phänotypen. ACP1 ist an der Anfälligkeit für die koronare Herzkrankheit beteiligt, was die Annahme einer immunologischen Komponente in der Pathogenese der Atherosklerose untermauert.(BANCI, SACCUCCI et al, 2009) Kürzlich wurde gezeigt, dass die Assoziation von ACP1 mit der koronaren Herzkrankheit von Geschlecht und Diabetes abhängig sein kann.(GLORIA-BOTTINI, BANCI et al, 2010)

Das epididymalspezifische Lipocalin (LCN8) ist das einzige aus dieser Gruppe von Proteinen, das, wenn auch nur geringfügig, bei SGA-Babys exprimiert wird. Es ist an der männlichen Fruchtbarkeit und an reproduktiven Krankheiten beteiligt (SUZUKI, LAREYRE et al., 2004). Seine signifikante Herabregulierung bei SGA-Neugeborenen könnte ein Grund für die zukünftigen reproduktiven Störungen sein, die bei SGA-Geborenen beobachtet werden. (CICOGNANI, ALESSANDRONI et al., 2002)

Das gastrinfreisetzende Peptid (GRP) ist ein multifunktionales Neuropeptid, das bei einigen psychiatrischen Erkrankungen, bei der Aufrechterhaltung des zirkadianen Rhythmus, bei der spinalen Übertragung des Juckreizes und bei Entzündungen und der Wundheilung eine Rolle spielt (ISCHIA, PATEL et al., 2009). Seine abnorme Expression wurde mit der Entwicklung von Lungenfibrose und bronchopulmonaler Dysplasie und bei erwachsenen Männern auch mit dem Sexualverhalten in Verbindung gebracht (SAKAMOTO und KAWATA, 2009).

Das Interferon Epsilon gehört zur Familie der Interferone vom Typ I und wird in hohem Maße konstitutiv im Gehirn exprimiert. Obwohl seine Wirkungsmechanismen nicht genau bekannt sind, scheint es eine Rolle bei der Aufrechterhaltung der Struktur und Funktion des Gehirns (PENG, DUAN et al., 2007) sowie bei der Modulation der Immunreaktionen nach Zytokinstimulation zu spielen (MATSUMIYA, PRESCOTT et al., 2007).

BACD1 schließlich ist ein Ubiquitin-Protein-Ligase-Komplex, der an der Regulierung des Aktin-Zytoskeletts beteiligt ist. Durch Interaktion mit Zielproteinen übt es andere zelluläre Aktivitäten wie Gentranskription und Adhäsion aus. Über dieses Protein ist im klinischen Szenario nicht viel bekannt, aber in Anbetracht der Schlüsseleigenschaften des Aktin-Zytoskeletts sowohl für den intrazellulären Transport als auch für die Zellteilung (HALL, 1998) könnte seine Herabregulierung bei SGAs erhebliche, wenn auch unbekannte Auswirkungen auf ihr Wachstum und ihre

Entwicklung haben.

Eine weitere neue Erkenntnis ist die Hochregulierung des WAP-Vier-Disulfid-Kerndomänen-Proteins 8 (WFDC8) bei SGA-Babys. Dieses Protein ist ein mutmaßlicher Proteaseinhibitor und gehört zu einer Familie von 8 so genannten WAP-Proteinen. Seine Aktivitäten im menschlichen Körper sind nicht eindeutig geklärt; das WFDC1-Protein dieser Familie wurde jedoch als sekretierter zellulärer Wachstumshemmer identifiziert und als Tumorsuppressor angesehen (LARSEN, RESSLER et al., 2000). Wir spekulieren, dass bei diesen chronisch gestressten Säuglingen die Hochregulierung von WFDC8 als Schutz gegen Überwachstum und die Entwicklung von Neoplasien wirkt.

Zusammenfassend lässt sich sagen, dass der Nachweis, dass SGA-Babys ein abnormales Proteinprofil aufweisen, das dem von Erwachsenen mit chronischen, nicht übertragbaren Krankheiten ähnelt, beeindruckend ist. Es eröffnet ein Fenster zur Erforschung neuer mechanistischer Wege für die entwicklungsbedingten Ursprünge von Gesundheit und Krankheit. Diese neuen Erkenntnisse haben das Potenzial, als Biomarker verwendet zu werden, um Personen zu erkennen, die durch *fötale Programmierung gefährdet sind*.

**QUITTUNG**

Die Autoren möchten sich bei den zahlreichen Forschern des Labors für Immunpathologie der Bundesuniversität von Pernambuco bedanken, insbesondere bei Adriana S. A. Pereira und Roberto Afonso da Silva für ihre Unterstützung bei der Erstellung dieses Manuskripts.

**COPYRIGHT**

Der korrespondierende Autor hat das Recht, im Namen aller Autoren und

gewährt dem Journal of Clinical Investigation und seinen Lizenznehmern im Namen aller Autoren eine weltweite Exklusivlizenz für die Veröffentlichung dieses Artikels (falls angenommen) in den Ausgaben des Journal of Clinical Investigation.

**FUNDING**

Forschungszuschüsse von FACEPE und CAPES/Brasilien.

Referenzliste

1. Barker,D.J. 2007. Die Ursprünge der Theorie der Entwicklungsursprünge. *J. Intern. Med.* **261**:412-417.

2. Chmurzynska, A. 2010. Fötale Programmierung: Verbindung zwischen früher Ernährung, DNA-Methylierung und komplexen Krankheiten. *Nutr. Rev.* **68**:87-98.

3. Laemmli,U.K. 1970. Spaltung von Strukturproteinen während des Zusammenbaus des Kopfes von Bakteriophage T4. *Nature* **227**:680-685.

4. Rabilloud, T. 2000. *Proteomforschung. Zweidimensionale Gelelektrophorese und*

*Identifikationsmethoden.* Springer-Verlag. Heidelberg, Deutschland.

5. McConnell,B.B., und Yang,V.W. 2010. Kruppel-ähnliche Faktoren bei Säugetieren in Gesundheit und Krankheit. *Physiol Rev.* **90**:1337-1381.

6. Bensamoun,S.F., Hawse,J.R., Subramaniam,M., Ilharreborde,B., Bassillais,A., Benhamou,C.L., Fraser,D.G., Oursler,M.J., Amadio,P.C., An,K.N. et al 2006. TGFbeta-induzierbare frühe Gen-1-Knockout-Mäuse weisen Defekte in der Knochenstärke und Mikroarchitektur auf. *Bone* **39**:1244-1251.

7. Fewtrell,M.S., Williams,J.E., Singhal,A., Murgatroyd,P.R., Fuller,N., und Lucas,A. 2009. Frühe Ernährung und Spitzenknochenmasse: 20 Jahre Follow-up einer randomisierten Studie über frühe Ernährung bei Frühgeborenen. *Bone* **45**:142-149.

8. Rajamannan,N.M., Subramaniam,M., Abraham,T.P., Vasile,V.C., Ackerman,M.J., Monroe,D.G., Chew,T.L., und Spelsberg,T.C. 2007. TGFbeta induzierbares frühes Gen-1 (TIEG1) und kardiale Hypertrophie: Entdeckung und Charakterisierung eines neuen Signalwegs. *J. Cell Biochem.* **100**:315-325.

9. Wang,J., Xu,N., Feng,X., Hou,N., Zhang,J., Cheng,X., Chen,Y., Zhang,Y., and Yang,X. 2005. Gezielte Unterbrechung von Smad4 in Kardiomyozyten führt zu kardialer Hypertrophie und Herzversagen. *Circ. Res.* **97**:821-828.

10. Cao,Z., Wara,A.K., Icli,B., Sun,X., Packard,R.R., Esen,F., Stapleton,C.J., Subramaniam,M., Kretschmer,K., Apostolou,I. et al 2009. Der Kruppel-ähnliche Faktor KLF10 steuert den transformierenden Wachstumsfaktor-beta1 zur Regulierung von CD4(+)CD25(-) T-Zellen und T-Regulatorzellen. *J. Biol. Chem.* **284**:24914-24924.

11. Guillaumond,F., Grechez-Cassiau,A., Subramaniam,M., Brangolo,S., Peteri- Brunback,B., Staels,B., Fievet,C., Spelsberg,T.C., Delaunay,F., and Teboul,M. 2010. Der Kruppel-ähnliche Faktor KLF10 ist ein Bindeglied zwischen der zirkadianen Uhr und dem Stoffwechsel in der Leber. *Mol. Cell Biol.* **30**:3059-3070.

12. Bursztyn,M., und Ariel,I. 2006. Mütterlich-fötale Deprivation und das kardiometabolische Syndrom. *J. Cardiometab. Syndr.* **1**:141-145.

13. Sorbello,V., Fuso,L., Sfiligoi,C., Scafoglio,C., Ponzone,R., Biglia,N., Weisz,A., Sismondi,P., und De,B.M. 2003. Quantitative Echtzeit-RT-PCR-Analyse von acht neuen östrogen-regulierten Genen bei Brustkrebs. *Int. J. Biol. Markers* **18**:123-129.

14. Hefferan,T.E., Reinholz,G.G., Rickard,D.J., Johnsen,S.A., Waters,K.M., Subramaniam,M., und Spelsberg,T.C. 2000. Die Überexpression eines Kernproteins, TIEG, imitiert die Wirkung des transformierenden Wachstumsfaktors-beta in menschlichen Osteoblastenzellen. *J. Biol. Chem.* **275**:20255-20259.

15. Caselli,A., Marzocchini,R., Camici,G., Manao,G., Moneti,G., Pieraccini,G., und Ramponi,G.

1998. Der Inaktivierungsmechanismus von Phosphotyrosin-Protein-Phosphatase mit niedrigem Molekulargewicht durch H2O2. *J. Biol. Chem.* **273**:3255432560.

16. Caselli,A., Camici,G., Manao,G., Moneti,G., Pazzagli,L., Cappugi,G., und Ramponi,G. 1994. Stickstoffmonoxid verursacht die Inaktivierung der Phosphotyrosin-Proteinphosphatase mit niedrigem Molekulargewicht. *J. Biol. Chem.* **269**:24878-24882.

17. Banci,M., Saccucci,P., D'Annibale,F., Dofcaci,A., Trionfera,G., Magrini,A., Bottini,N., Bottini,E., and Gloria-Bottini,F. 2009. Genetischer ACP1-Polymorphismus und koronare Herzkrankheit: eine Assoziationsstudie. *Kardiologie* **113**:236-242.

18. Gloria-Bottini,F., Banci,M., Saccucci,P., Papetti,F., Neri,A., Pietroiusti,A., Magrini,A., und Bottini,E. 2010. Das Zusammenspiel von ACP1, ADA1, Diabetes und Geschlecht bei koronarer Herzkrankheit. *Am. J. Med. Sci.* **340**:103-108.

19. Suzuki,K., Lareyre,J.J., Sanchez,D., Gutierrez,G., Araki,Y., Matusik,R.J., und Orgebin-Crist,M.C. 2004. Molekulare Evolution epididymaler Lipocalin-Gene, die auf Maus-Chromosom 2 lokalisiert sind. *Gene* **339**:49-59.

20. Cicognani,A., Alessandroni,R., Pasini,A., Pirazzoli,P., Cassio,A., Barbieri,E., und Cacciari,E. 2002. Niedriges Geburtsgewicht im Verhältnis zum Gestationsalter und spätere männliche Keimdrüsenfunktion. *J. Paediatr.* **141**:376-379.

21. Ischia,J., Patel,O., Shulkes,A., und Baldwin,G.S. 2009. Gastrin-freisetzende Peptide: verschiedene Formen, verschiedene Funktionen. *Biofactors* **35**:69-75.

22. Sakamoto,H., und Kawata,M. 2009. Gastrin-Releasing-Peptid-System im Rückenmark steuert männliches Sexualverhalten. *J. Neuroendocrinol.* **21**:432-435.

23. Peng,F.W., Duan,Z.J., Zheng,L.S., Xie,Z.P., Gao,H.C., Zhang,H., Li,W.P., and Hou,Y.D. 2007. Aufreinigung von rekombinantem menschlichem Interferon-epsilon und Oligonukleotid-Microarray-Analyse von Interferon-epsilon-regulierten Genen. *Protein Expr. Purif.* **53**:356-362.

24. Matsumiya,T., Prescott,S.M., und Stafforini,D.M. 2007. IFN-Epsilon vermittelt die TNF-alpha-induzierte STAT1-Phosphorylierung und die Induktion des Retinsäure-induzierbaren Gens I in menschlichen Gebärmutterhalskrebszellen. *J. Immunol.* **179**:4542-4549.

25. Hall,A. 1998. Rho GTPasen und das Aktin-Zytoskelett. *Wissenschaft* **279**:509-514.

26. Larsen,M., Ressler,S.J., Gerdes,M.J., Lu,B., Byron,M., Lawrence,J.B., und Rowley,D.R. 2000. Das WFDC1-Gen, das ps20 kodiert, ist auf 16q24 lokalisiert, einer Region mit LOH bei verschiedenen Krebsarten. *Mamm. Genom* **11**:767-773.

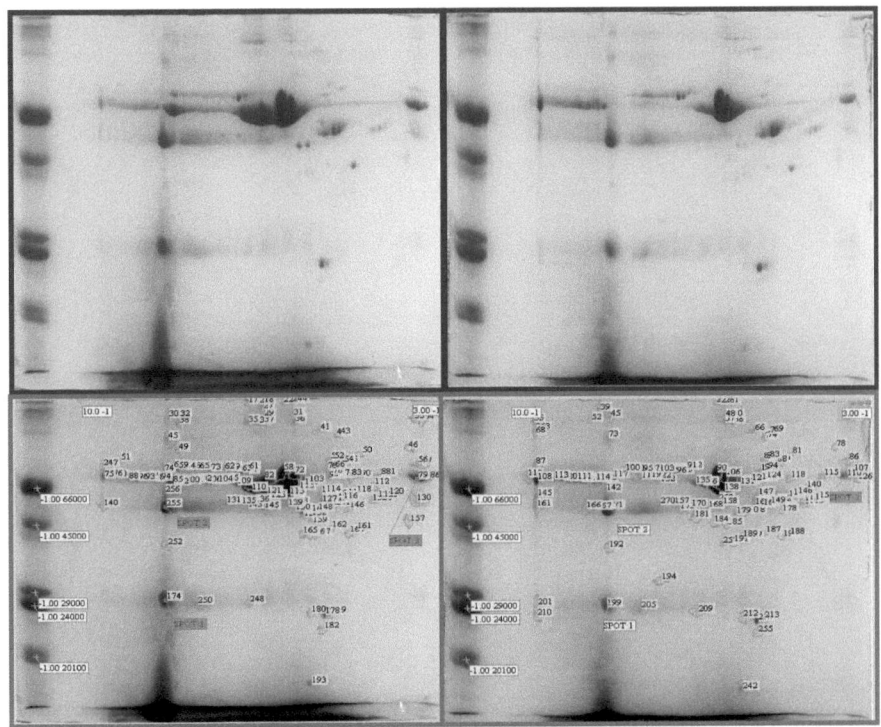

Fig. 1- 2 D-Elektrophorese von Serum-Nabelschnurblut von AGA- (links) und SGA-Neugeborenen (rechts). Oben: Immobiline IPG-Streifen von 13 cm Länge mit pH-Gradienten von 3 bis 10 (von rechts nach links). Unten: Gele, die mit der ImageMaster 2D Platinum Software analysiert wurden.

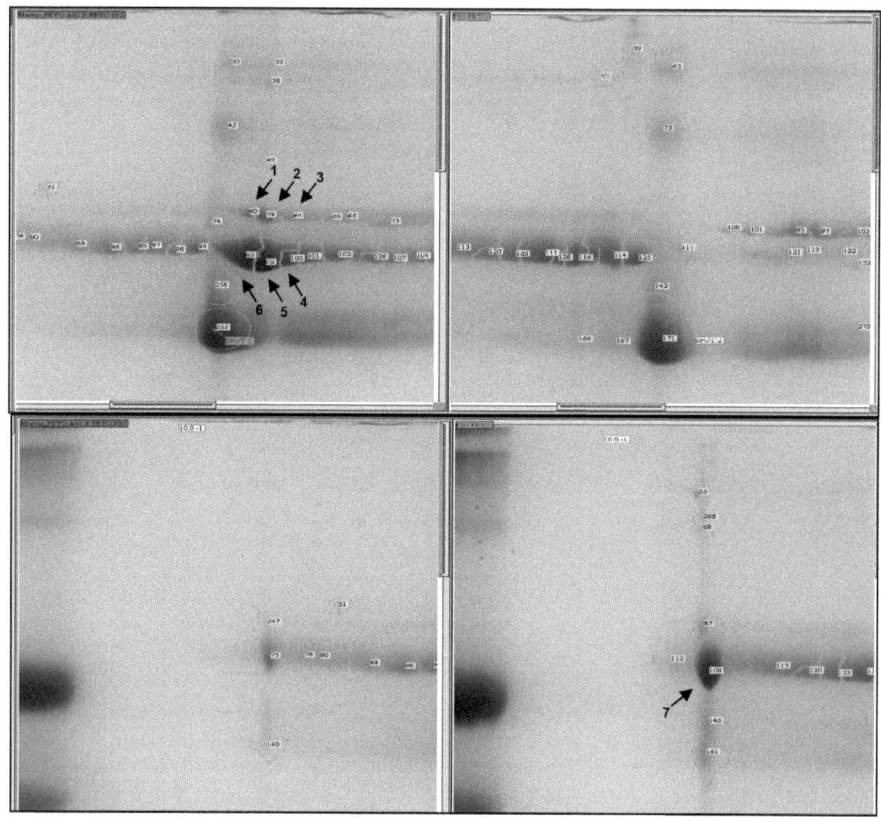

Fig. 2- Identifizierte Proteine. Links (AGA): Isoelektrische Punkte für (1) BTB/POZ domaincontaining adapter for CUL3-mediated RhoA degradation protein 1 (BACD1), (2) gastrin-releasing peptide (GRP), (3) low molecular weight phosphotyrosine protein phosphatase (PPAC), (4) interferon epsilon (IFNE), (5) Kruppel-like factor 10 (KLF10), and (6) epididymal-specific lipocalin (LCN8). Rechts (SGA): WAP four- disulfide core domain protein 8 (WFDC8).

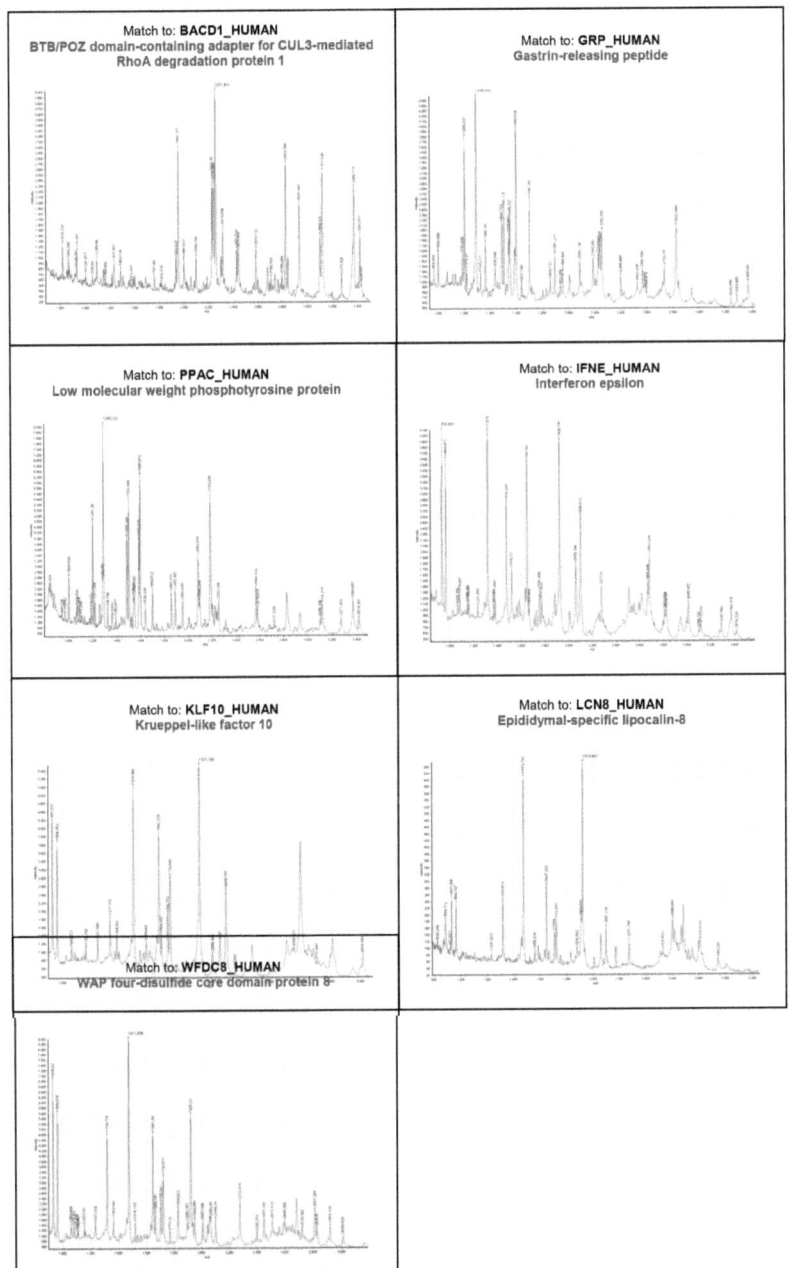

Abb. 3 - Mit einem MALDI-ToF MS (Amersham, Schweden) erhaltene Peptid-Massen-Fingerprint-Spektren (PMF) in voller Länge und SwissProt-Datenbank-Proteinidentifizierung.

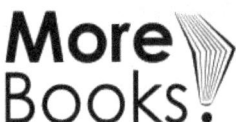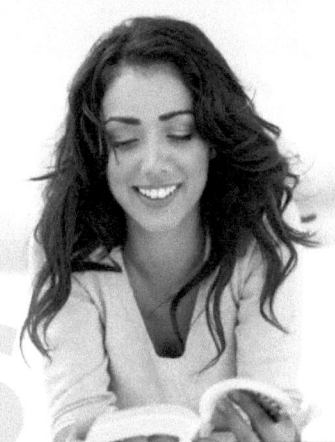

## I want morebooks!

Buy your books fast and straightforward online - at one of world's fastest growing online book stores! Environmentally sound due to Print-on-Demand technologies.

Buy your books online at
**www.morebooks.shop**

Kaufen Sie Ihre Bücher schnell und unkompliziert online – auf einer der am schnellsten wachsenden Buchhandelsplattformen weltweit! Dank Print-On-Demand umwelt- und ressourcenschonend produziert.

Bücher schneller online kaufen
**www.morebooks.shop**

 info@omniscriptum.com
www.omniscriptum.com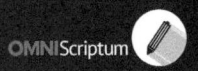

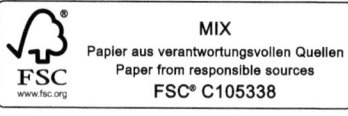

Printed by Books on Demand GmbH, Norderstedt / Germany